Herausgegeben von
Andreas Michalsen und
Manfred Roth

Blutegeltherapie

Unter Mitarbeit von

M. Aurich
M. Blessmann
P. Flecken
J. Graf
U. Groß
R. Schmelzle
U. Storck
E. Wittke-Michalsen

3., unveränderte Auflage

52 Abbildungen

Karl F. Haug Verlag · Stuttgart

Bibliografische Information der Deutschen Nationalbibliothek

Die Deutsche Nationalbibliothek verzeichnet diese Publikation in der Deutschen Nationalbibliografie; detaillierte bibliografische Daten sind im Internet über http://dnb.d-nb.de abrufbar.

Anschrift der Herausgeber:

Prof. Dr. med. Andreas Michalsen
Immanuel Krankenhaus Berlin
Abteilung Naturheilkunde
Königstr. 63
14109 Berlin

Dr. rer. nat. Manfred Roth
Biebertaler Blutegelzucht GmbH
Talweg 31
35444 Biebertal

1. Auflage 2006
2. Auflage 2009

MVS Medizinverlage Stuttgart GmbH & Co. KG
Oswald-Hesse-Str. 50, 70469 Stuttgart

Unsere Homepage: www.haug-verlag.de

Printed in Germany

Umschlaggestaltung: Thieme Verlagsgruppe
Umschlagfoto: Dr. Manfred Roth, Biebertal
Satz: Mitterweger & Partner, Plankstadt
gesetzt in 3B2
Druck: AZ Druck und Datentechnik GmbH, Kempten

ISBN 978-3-8304-7527-9 1 2 3 4 5 6

Auch erhältlich als E-Book:
eISBN (PDF) 978-3-8304-7528-6
eISBN (ePub) 978-3-8304-7529-3

Wichtiger Hinweis: Wie jede Wissenschaft ist die Medizin ständigen Entwicklungen unterworfen. Forschung und klinische Erfahrung erweitern unsere Erkenntnisse, insbesondere was Behandlung und medikamentöse Therapie anbelangt. Soweit in diesem Werk eine Dosierung oder eine Applikation erwähnt wird, darf der Leser zwar darauf vertrauen, dass Autoren, Herausgeber und Verlag große Sorgfalt darauf verwandt haben, dass diese Angabe **dem Wissensstand bei Fertigstellung des Werkes** entspricht.

Für Angaben über Dosierungsanweisungen und Applikationsformen kann vom Verlag jedoch keine Gewähr übernommen werden. **Jeder Benutzer ist angehalten,** durch sorgfältige Prüfung der Beipackzettel der verwendeten Präparate und gegebenenfalls nach Konsultation eines Spezialisten festzustellen, ob die dort gegebene Empfehlung für Dosierungen oder die Beachtung von Kontraindikationen gegenüber der Angabe in diesem Buch abweicht. Eine solche Prüfung ist besonders wichtig bei selten verwendeten Präparaten oder solchen, die neu auf den Markt gebracht worden sind. **Jede Dosierung oder Applikation erfolgt auf eigene Gefahr des Benutzers.** Autoren und Verlag appellieren an jeden Benutzer, ihm etwa auffallende Ungenauigkeiten dem Verlag mitzuteilen.

Geschützte Warennamen (Warenzeichen) werden **nicht** besonders kenntlich gemacht. Aus dem Fehlen eines solchen Hinweises kann also nicht geschlossen werden, dass es sich um einen freien Warennamen handelt.

Geleitwort

Als ich vor nunmehr zehn Jahren zum ersten Mal in einer Klinik arbeitete, in der die Blutegeltherapie bereits seit Langem zur Behandlung der schmerzhaften Kniegelenksarthrose eingesetzt wurde, war ich skeptisch. Nachdem ich zuvor zwölf Jahre lang meine internistische Ausbildung an der Universitätsklinik in Freiburg absolviert hatte und zwei Jahre in den USA in der Grundlagenforschung gearbeitet hatte, konnte ich meinen früheren Kollegen gegenüber nicht allen Ernstes vertreten, Anhänger der Blutegeltherapie bei Kniegelenksarthrose zu sein, zumal es sich um ein Verfahren handelte, über das keine einzige Studie bei dieser Indikation vorlag.

Also versuchte ich, diese Therapieoption zunächst eher zu ignorieren. Auffallend war jedoch, dass die Patienten, bei denen die Arthrose in der Regel nur eine Nebendiagnose darstellte, regelmäßig von sich aus, ohne dass man sie danach gefragt hatte, über eine eindrucksvolle Linderung ihrer Schmerzen berichteten. Durch die Blutegeltherapie reduzierte sich die Schmerzintensität offensichtlich erheblich, oder die Schmerzen verschwanden vollständig. Die Patienten konnten danach wieder problemlos Treppen steigen, oder eine vorher starke Kniegelenksschwellung war nicht mehr nachweisbar.

Aus diesem Dilemma heraus entschied ich mich, nachdem ich selbst Leiter der Modellklinik für Naturheilkunde und Integrative Medizin an dem Akademischen Lehrkrankenhaus der Universität Duisburg-Essen, den Kliniken Essen-Mitte, geworden war, dafür, die Blutegeltherapie in unser Therapiespektrum aufzunehmen und systematisch zu untersuchen. Prof. Dr. Andreas Michalsen, ehemaliger leitender Oberarzt unserer Klinik, und Frau Ellen Wittke-Michalsen in ihrer Praxis setzten mit großer Sorgfalt, Begeisterung und wissenschaftlicher Neugier das therapeutische „Wundertierchen" ein. Durch die Verbindung mit der langjährigen biologischen Expertise von Dr. Manfred Roth und dem therapeutischen Erfahrungsschatz von Dr. Ulrich Storck und Petra Flecken entstand ein dynamisches medizinisches Gebiet.

Die Notwendigkeit für das vorliegende Buch entstand aufgrund der auch im Rahmen der wissenschaftlichen und medialen Veröffentlichung unserer Studienergebnisse wachsend großen Nachfrage und des großen Interesses von Therapeuten und Patienten in Deutschland.

Zuvor bereits war international die Renaissance der Blutegeltherapie durch die eindrucksvollen Behandlungserfolge im Indikationsgebiet der plastischen und rekonstruktiven Chirurgie eingeleitet worden. Im Bereich der Naturheilkunde stand die Behandlung von symptomatischen Arthrosen und lokalen Schmerzsyndromen im Vordergrund. In den vergangenen Jahren wurden allein an der Essener Klinik weit über 1 500 Blutegeltherapien in diesem Indikationsgebiet durchgeführt. Dabei ist es in keinem Fall zu einer schweren Komplikation gekommen. Die häufigsten Nebenwirkungen waren Juckreiz an der Bissstelle, der nach einigen Tagen wieder verschwand, oder eine verlängerte lokale Nachblutung. Wie Sie auch im vorliegenden Werk lesen werden, sind in jedem Fall die entsprechenden Kontraindikationen z. B. bei Gerinnungsstörungen oder medikamentöser Antikoagulation sowie bei immunsupprimierten Patienten zu beachten.

Insgesamt erscheint mir die Blutegeltherapie als ein gutes Beispiel für den Ansatz der sich neu entwickelnden **Integrativen Medizin**, die neben der konventionell bewährten Medizin auch die Naturheilkunde und Komplementärmedizin sowie die Mind-Body-Medicine mitberücksichtigt. Der Begriff Integrative Medizin versteht sich metaphorisch, wir übersetzen ihn mit „Mehrsprachigkeit". Der integrativ arbeitende Therapeut bedient sich in sinnvollem Zusammenspiel verschiedener medizinischer Verfahren der konventionell bewährten Medizin (der Begriff „Schulmedizin" wird bewusst nicht gewählt, da er ursprünglich diskriminierend verstanden wurde), der angewandten Naturheilkunde und der Mind-Body-Medicine. Zugleich bezieht er aktive, verhaltensbezogene Verfahren zur Krankheitsbewältigung mit ein. Vorurteilslos geht er auf die individuelle Situation des Patienten ein. Die Entscheidung für die jeweilige Therapieoption trifft er unter Berücksichtigung der entsprechenden wissenschaftlichen Evidenz des entsprechenden Therapieverfahrens (externe Evidenz) und aufgrund der eigenen Erfahrungen (interne Evidenz).

Warum Integrative Medizin?

Betrachtet man die Art der Krankheiten im europäischen Sozialraum summarisch, dann hat es in den vergangenen Jahrzehnten eine recht deutliche Verschiebung gegeben. Akute Infektionserkrankungen haben aufgrund des rasanten medizinischen Fortschritts viel von ihrem Schrecken verloren; die Zahl der durch sie ausgelösten Todesfälle nahm stetig ab.

Chronische Erkrankungen hingegen entwickeln sich zunehmend zu einer neuen Geißel der (westlichen) Menschheit. So ist die überwiegende Mehrheit der über 65-Jährigen chronisch krank, was zu einer Explosion der Gesundheitskosten führt. Allein in Deutschland müssen demnach ca. 80% aller Ausgaben im Gesundheitssystem für chronisch Erkrankte aufgewendet werden. Eine der häufigsten Erkrankungen sind Schmerzsyndrome des Bewegungsapparates und Arthrosen, die häufig zu einer deutlichen Beeinträchtigung der Lebensqualität führen. Die medizinische Behandlung ist jedoch nicht nur ein finanzielles, sondern auch ein therapeutisches Problem.

Ein Teil der dauerhaft Kranken spricht nur vermindert auf konventionelle Therapien an. In der Regel wird dann, den jeweiligen Leitlinien und Stufenplänen folgend, auf Medikamente mit anderen, potenteren Wirkmechanismen und häufig auch einem höheren Nebenwirkungsprofil umgestellt. Andererseits führt eine medikamentöse Dauertherapie nur in den seltensten Fällen zu einer kompletten Ausheilung der Krankheit. Neben erhöhten Behandlungskosten und dem Nebenwirkungspotenzial ergibt bei chronisch Kranken darüber hinaus die Polymedikation mit vielfach unklaren Interaktionen weitere Problemkonstellationen.

In nicht wenigen Fällen können durch die langjährige medikamentöse Behandlung schwerwiegende Nebenwirkungen auftreten, die wiederum eine ambulante oder stationäre Behandlung notwendig erscheinen lassen, eine Fortsetzung der medikamentösen Therapie erschweren oder letztlich sogar zum Tode führen. So versterben z. B. in den USA nach offiziellen (!) Zahlen jährlich über 100 000 Menschen an den Nebenwirkungen von Pharmaka [1] und über 16 000 Menschen davon versterben an den Nebenwirkungen von nichtsteroidalen antientzündlichen Medikamenten, die vorzugsweise zur Schmerztherapie bei Arthrose eingesetzt werden [2]. In dieser

Situation sind nun die erweiterten Behandlungsmöglichkeiten von besonderer Bedeutung.

Integrative Medizin in Deutschland

Nachdem seit 1989 am Universitätsklinikum Benjamin Franklin in Berlin 14 Jahre lang der erste Lehrstuhl für Naturheilkunde mit angeschlossener Klinik bestand, an dem bereits vor Jahren die erste Doktorarbeit über Blutegeltherapie durchgeführt wurde, wurde im Jahre 2002 ein Lehrstuhl für Naturheilkunde an der Universität Rostock etabliert, der sich schwerpunktmäßig mit den Möglichkeiten naturheilkundlicher Therapien in der Rehabilitation befasst.

Im Jahre 1999 wurde die erste Klinik für Innere Medizin mit dem Schwerpunkt Integrative Medizin an den Kliniken Essen-Mitte als Modellvorhaben des Landes Nordrhein-Westfalen ins Leben gerufen. Ziel der Einrichtung, die 54 stationäre Betten, eine Tagesklinik und eine Ambulanz umfasst, ist die Erforschung, Evaluation und Anwendung naturheilkundlicher Behandlungsansätze und deren Integration in die klinische Versorgung. Seit Eröffnung der Einrichtung wurden über 10 000 Patienten stationär, teilstationär und ambulant behandelt, weit über 1 500 davon unter anderem mit Blutegeln bei verschiedenen Indikationen. Im Oktober 2004 erfolgte die Einrichtung des bislang einzigen Lehrstuhls Deutschlands für Naturheilkunde mit Schwerpunkt Integrative Medizin an der Universität Duisburg-Essen. Förderung erfuhr er durch die Alfried Krupp von Bohlen und Halbach-Stiftung. Klinik und Lehrstuhl bieten die ideale und modellhafte Möglichkeit, aktuelle wissenschaftliche Ergebnisse der naturheilkundlichen Forschung integrativ in der klinischen Versorgung umzusetzen.

Beispiel: Blutegeltherapie bei Gonarthrose

Die Blutegeltherapie zur Behandlung der schmerzhaften Kniegelenksarthrose ist ein gutes Beispiel für das Paradigma der Integrativen Medizin. Diese in unseren Breiten recht exotisch anmutende Methode ist seit der Antike bekannt. Wissenschaftliche Arbeiten konnten deren positive Wirkung bei der Kniegelenksarthrose bestätigen. Durchschnittlich drei Tage nach einer einmaligen Therapie mit vier bis sechs Blutegeln am Knie stellt sich bei 80% aller Patienten eine Schmerzreduktion um durchschnittlich 60% ein [3]. Die Wirkung ist nachhaltig mit Schmerzlinderung über mindestens drei Monate bei 70% und reduziertem Schmerzmittelbedarf noch nach zehn Monaten bei 45%. Damit übersteigt die Wirkung der Blutegel die Effektivität aller bisher bekannten schmerzlindernden Therapien der Kniegelenksarthrose bei Weitem. Darum sind häufig die Reduktion bzw. das Absetzen einer analgetisch-antiphlogistischen Therapie – und damit eine Reduktion der potenziellen Nebenwirkungen – möglich.

Berücksichtigung der Patientenwünsche

Ein wichtiges Kriterium bei der Auswahl eines Therapieverfahrens ist neben der wissenschaftlichen Evidenz und den Kosten bei vergleichbarer Wirksamkeit auch die Einstellung des Patienten zu dem Therapieverfahren. Es ist bekannt, dass die Compliance gegenüber potenziell nebenwirkungsreichen Medikamenten bei chronisch Erkrankten gering ist. Interessanterweise ist die Mehrzahl aller mit Blutegeln behandelten Patienten von der Therapie begeistert. Manche entwickeln sogar eine recht persönliche Beziehung zu „ihren Blutegeln". Als uns die Reviewer eines Forschungsantrages, den wir bei dem Center for Complementary and Alternative Medicine am National Institute of Health in den Vereinigten Staaten gestellt hatten, mitteilten, dass sie sich nicht vorstellen könnten, dass sich Patienten freiwillig einer solchen Therapie unterziehen würden, führten wir eine Befragung bei fast 400 ehemaligen Patienten durch, um den „Ekelfaktor" zu ermitteln. Es stellte sich heraus, dass weniger als 10% aller Patienten eine initiale Abscheu vor der Therapie empfanden, die in der Regel nach der ersten Behandlung verschwand. Ganz im Gegenteil führten kurze Zeitungsmeldungen über die Therapie jeweils zu Hunderten von Anrufen in unserer Klinik oder auch bei der BBEZ GmbH in Biebertal. Andere, auch internationale Zentren berichten über ähnliche Resonanz.

Wo ist die Blutegeltherapie in der Naturheilkunde einzuordnen?

In der naturheilkundlichen Weiterbildungsordnung gehört die Blutegeltherapie zu den sogenannten ausleitenden Verfahren. Der Begriff „Ausleitung" stammt aus der Humoralpathologie; er basiert auf der Vorstellung einer fehlerhaften „Säftemischung" als Ursache der finalen Beschwerden. Unabhängig von dieser an historische Medizinsysteme gebundenen Vorstellung sind heute eindeutige Wirkungshinweise für eine Reihe ausleitender Verfahren festgestellt worden. Neben der Blutegeltherapie seien der Aderlass, das Fasten sowie diuretische und laxierende Therapien genannt.

Die Weiterbildungsordnung nennt schließlich eine dritte Verfahrensgruppe, die als „andere Therapieprinzipien" bezeichnet wird. Dazu zählen beispielsweise der Ayurveda und die Traditionelle Chinesische Medizin. Im Ayurveda werden Blutegel für verschiedenste Indikationen eingesetzt, im Rahmen der Traditionellen Chinesischen Phytotherapie besitzt die Therapie mit getrockneten Blutegeln eine lange Tradition. Auch heute existiert in China eine Vielzahl von Blutegelfarmen, die allerdings lediglich auf die Produktion getrockneter Blutegel spezialisiert sind. Entsprechend ist nach einer anfänglichen Skepsis das Interesse unserer chinesischen Gastärzte groß, in die Geheimnisse der „westlichen Blutegeltherapie" eingeführt zu werden, um sie später nach ihrer Rückkehr nach China dort umzusetzen. Auf besonderes Interesse stoßen bei unseren chinesischen Kollegen dabei auch Kombinationen aus klassischen naturheilkundlichen Therapien mit der Blutegeltherapie. Beispielhaft wäre das Fasten als schmerztherapeutische Basistherapie zu nennen, aber auch die Anwendung von lokalen Auflagen oder der Akupunktur. In der Kombination kann dann die Wirkung der Blutegeltherapie intensiviert werden. Insgesamt hat die Blutegeltherapie in den vergangenen Jahren einiges zur Globalisierung der Naturheilkunde beigetragen. Entsprechend wird aktuell auch die Auflage des vorliegenden Werkes in englischer Sprache geplant.

Im Namen der Autoren wünsche ich Ihnen nun interessante Einblicke und anschließende Therapieerfolge.

Essen, im Mai 2006

Prof. Dr. med. Gustav Dobos
Kliniken Essen-Mitte,
Modellklinik für Naturheilkunde
und Integrative Medizin

Literatur

[1] Lazarou J, Pomeranz BH, Corey PN: Incidence of adverse drug reactions in hospitalized patients: a meta-analysis of prospective studies. JAMA. 1998; 279: 1200–5.

[2] Wolfe MM, Lichtenstein DR, Singh G: Gastrointestinal toxicity of nonsteroidal antiinflammatory drugs. N Engl J Med. 1999; 340: 1888-99.

[3] Michalsen A, Klotz S, Lüdtke R, Moebus S, Spahn G, Dobos GJ: Effectiveness of leech therapy in osteoarthritis of the knee: a randomized, controlled trial. Ann Intern Med. 2003; 139: 724–30.

Autorenverzeichnis

Dipl.-Biol. Michael Aurich
BBEZ GmbH – Biebertaler Blutegelzucht
Talweg 31
35444 Biebertal

Dr. med. Dr. med. dent. Marco Blessmann
Universitäts-Krankenhaus Eppendorf
Mund-, Kiefer- und Gesichtschirurgie
Martinistr. 52
20246 Hamburg

HP Petra Flecken
Naturheilpraxis Burg-Mühle
Burgstr. 2
63571 Gelnhausen

Jörg Graf, Ph.D.
Department of Molecular and Cell Biology
University of Connecticut
91 N. Eagleville Road, U-3125
Storrs, CT 06268, USA

Dr. rer. nat. Ulrich Groß
Hausbergstr. 25
61231 Bad Nauheim

Prof. Dr. med. Andreas Michalsen
Immanuel Krankenhaus Berlin
Zentrum für Naturheilkunde
Professur für klinische Naturheilkunde der Charité – Universitätsmedizin Berlin
Königstr. 63
14109 Berlin

Dr. rer. nat. Manfred Roth
BBEZ GmbH – Biebertaler Blutegelzucht
Talweg 31
35444 Biebertal

Prof. Dr. Dr. R. Schmelzle
Universitäts-Krankenhaus Eppendorf
Mund-, Kiefer- und Gesichtschirurgie
Martinistr. 52
20246 Hamburg

Dr. med. Ulrich Storck
Rheumazentrum Mittelhessen
Sebastian-Kneipp-Str. 36
35080 Bad Endbach

HP und Dipl.-Museologin (FH) Ellen Wittke-Michalsen
Laden für Gesundheit im Knappschaftskrankenhaus
Am Deimelsberg 34a
45276 Essen

Inhalt

1 Einführung

A. Michalsen, M. Roth

Die Wiederkehr des traditionellen Therapieverfahrens „Behandlung mit Blutegeln" in die moderne Medizin ist Anlass dieser Monographie. Heute wie damals wird der Blutegeltherapie eine große öffentliche Aufmerksamkeit zuteil. Wie ein Alter Ego begleiten den Blutegel als Protagonisten hierbei sowohl erhebliche Vorurteile als auch manchmal überzogene Erfolgserwartungen, denen er jedoch gelassen gegenüberstehen kann. Die mehr als 2000-jährige Anwendung in den wichtigsten traditionellen Medizinsystemen der Welt (u.a. traditionelle europäische, ayurvedische, chinesische Medizin) lässt zweifellos den Rückschluss auf einen immer wieder zu beobachtenden Behandlungserfolg zu.

Allerdings sind zeitgemäße Überarbeitung und moderne wissenschaftliche Evaluation unabdingbar. „Die Blutegeltherapie gehört zu den ältesten Heilmethoden überhaupt. Mehr als 2000 Jahre hat sie seit den Anfängen der wissenschaftlichen Medizin überdauert. In Milliardenzahlen wurden Blutegel angesetzt, ein außergewöhnliches Massenexperiment, das leider nur mangelhaft dokumentiert wurde." [1] Die Zusammenführung des tradierten Erfahrungsschatzes mit jetzt vorliegenden aktuellen Erkenntnissen aus biologischen und klinisch-medizinischen Studien erlaubt nun eine präzise Beschreibung der optimierten Blutegeltherapie in Klinik und Praxis.

Mit unserem Buch „Blutegeltherapie" sollen in erster Linie die wesentlichen Module für eine erfolgreiche Behandlungspraxis vermittelt werden. Diese umfassen, neben der eigentlichen Behandlungstechnik, vor allem die gute und kritische Indikationsstellung sowie die präzise Kenntnis von Kontraindikationen und Standards zur Minimierung potenzieller unerwünschter Wirkungen. Die eingehende Kenntnis der Biologie des Hirudo medicinalis (resp. Hirudo verbana) und ein einfühlsamer kenntnisreicher Umgang bei der Hälterung und Behandlung sind weitere wesentliche Eckpunkte zur Qualitätssicherung in der Therapie.

Im historischen Kontext wird der Wandel im Indikationsspektrum deutlich, vom Einsatz bei Herz-Kreislauf-Erkrankungen in der älteren Medizin zum nunmehr vorrangigen Einsatz bei chronischen Entzündungen und in der Schmerztherapie.

Insgesamt haben Blutegel in den letzten Jahrzehnten erstaunlich viel von dem an Bedeutung für die Medizin aufgeholt, was sie in ca. 200 Jahren verloren hatten. Einem Jahrhundert einer Art von „Vampirismus" mit regelrechtem Abusus mit allen negativen Folgen und Begleiterscheinungen folgte ein Jahrhundert der Diskriminierung und Vorurteile. Heilsame Eigenschaften des Blutegels sind jedoch heute – allein aufgrund der Kenntnis einiger seiner wirksamen Speichelkomponenten – in einer objektiven wissenschaftlichen Perspektive darstellbar, in der klinischen Medizin zunächst aufgrund spektakulärer Erfolge in der plastischen sowie rekonstruktiven Chirurgie und neuerdings in der Behandlung von chronischen Schmerzsyndromen bei degenerativen Arthrosen.

Am Blutegel scheiden sich jedoch noch immer die Geister. Dies bedeutet zum einen, dass Berichte klinischer Erfolge meist große (willkommene) öffentliche Resonanz erzeugen, aber auch, dass in der öffentlichen Meinung das, was bei einer „sauberen"

Tablette an Ungereimtheiten (Nebenwirkungen, Placebowirkung etc.) durchaus erlaubt und normal ist, beim Egel oft misstrauisch vergrößert wird. Diese Ambivalenz wird verständlich angesichts der „Anonymität" und „Sterilität" (auch im übertragenen Sinne) der Mehrzahl der heutigen Heilmittel, der Tabletten, Skalpelle und Injektionsnadeln, in deren Mitte ein Blutegel ähnlich exotisch oder auch deplatziert wirkt wie ein Vogel zwischen Flugzeugen. Von Patienten werden deshalb an den Egel besondere Maßstäbe angelegt. Weil sie das Tier im wahrsten Sinne des Wortes hautnah erleben, ergeben sich viele interessierte, manchmal auch argwöhnische Fragen über seine Wirksamkeiten und Nebenwirkungen. Diesem Wissensbedürfnis muss aus therapeutischen Gründen entsprochen werden können. Die Behandlung mit einem lebenden Tier stellt auch besondere Anforderungen an den Therapeuten. Um diesen Anforderungen sowohl praktisch und theoretisch gerecht werden zu können, wurde dieses Buch für Ärzte, Heilpraktiker und Pflegepersonal, aber auch für Biologen und interessierte Laien konzipiert und von Ärzten, Heilpraktikern und Biologen geschrieben.

Für die erfolgreiche Blutegeltherapie empfehlen wir darüber hinaus die Teilnahme an entsprechenden Seminaren (Ausbildungsmöglichkeiten s. Anhang) mit praktischer Ausbildung. Die Blutegeltherapie ist im Vergleich zu anderen Verfahren der Naturheilkunde und Komplementärmedizin relativ rasch erlernbar. Mögliche Fallstricke sind oft erst in der weiteren Praxis erkennbar. Aufgabe von Seminaren ist aber, darauf hinzuweisen und so zum optimierten Erfolg in Klinik und Praxis beizutragen. Für die zukünftige Perspektive und den Bestand der Blutegeltherapie wird es vorrangig sein, dass die erforderlichen Qualitätsstandards von allen Anwendern umfassend umgesetzt werden. Mit dieser Vorgabe stellt die Blutegeltherapie eine für Praxis und Klinik wertvolle und äußerst effektive Behandlungsmethode für eine vermutlich noch wachsende Anzahl von klinischen Indikationen dar.

Literatur

[1] Müller IW: Blutegeltherapie zwischen Empirie und Wissenschaft. Erfahrungsheilkunde. 2002; 51 (7): 462–471.

2 Zur Geschichte der Blutegeltherapie

E. Wittke-Michalsen

Die Blutegeltherapie gehört zu den ältesten Heilmethoden der überlieferten Medizingeschichte. Die erste eindeutige Schilderung der Blutegeltherapie stammt aus der indischen Medizin. Die mythische Gestalt Dhavantari, der Arzt, der der Welt die traditionelle indische Medizin offenbarte, trug in der einen Hand Nektar, in der anderen hält er einen Blutegel. Die umfangreichste Darstellung der Blutegeltherapie in der indischen Medizin findet sich dann bei Sushruta (zwischen 100–600 v. Chr.). Auch in der traditionellen chinesischen Medizin war die Blutegeltherapie immer präsent, jedoch spielte sie, anders als in der indischen Medizin, eine eher untergeordnete Rolle. In Europa war die Blutegeltherapie seit den Anfängen einer sich als wissenschaftlich verstehenden Medizin von der Antike bis in das 19. Jahrhundert hinein ein unverzichtbarer Bestandteil der ärztlichen Therapie, aber auch immer Bestandteil der Volksmedizin. Überwiegend bedienten sich zunächst empirisch orientierte Praktiker dieses Heilverfahrens. Meist wurde seine Wirksamkeit erst nachträglich im Rahmen der jeweils herrschenden wissenschaftlichen Theorie der jeweiligen medizinischen Schule gedeutet. So blieb die Blutegeltherapie schließlich Bestandteil unterschiedlichster Medizinsysteme im Laufe der Jahrhunderte. Die Basis bildeten jedoch jeweils grundsätzliche Vorstellungen der so genannten Säftelehre (Humoralpathologie). Diese allgemeine Krankheitslehre geht von der Überzeugung aus, dass Krankheitsursachen hauptsächlich in den flüssigen Substanzen, den Säften des Körpers, und deren Ungleichgewicht zu suchen ist. Innerhalb der Humoralpathologie, die die ältere europäische und arabische Medizin bis in das 17. Jahrhundert dominierte, hatte die Blutegeltherapie ihr festes und relativ überschaubares Indikationsgebiet. Grundsätzlich konnte mittels Blutegeltherapie analog zum Aderlass Blutüberschuss bzw. Fülle „ausgeleitet" werden, daneben waren hauptsächlich akute Infektionen, lokale Entzündungen und Herz-Kreislauf-Erkrankungen Domäne der älteren Blutegeltherapie. Mit dem Niedergang des humoralpathologischen Krankheitsverständnisses kam es dann im 18. und 19. Jahrhundert zu einer Phase der missbräuchlichen Anwendung mit einer nicht mehr rational begründbaren Ausweitung der Indikationen und einer Intensität der Anwendung (sog. Zeitalter des „Vampirismus"), hier v.a. nach der Lehre des französischen Arztes Broussais.

Eine sichere und in Bezug auf das humoralpathologische Medizinsystem genaue Übertragung der historischen Krankheitsbezeichnungen und damals üblichen konstitutionellen Zuordnungen/ Indikationen in unsere moderne medizinische Terminologie ist nur eingeschränkt möglich. Prinzipiell sollten Begriffe und konstitutionelle Beschreibungen von Erkrankungen und deren Therapievorstellungen in der Säftelehre eher metaphorisch verstanden werden, ähnlich den Konzepten der heute noch präsenten traditionellen chinesischen und indischen Medizin.

2.1 Blutegeltherapie in der älteren europäischen Medizin

In der antiken griechischen Medizin, die von der indischen Medizin beeinflusst wurde, findet sich eine erste ausführliche Beschreibung der Blutegeltherapie in der von Nicandros von Kolophon (200–130 v. Chr.) verfassten „Alexipharmacia". Zu wirklicher Bedeutung gelangte die Blutegeltherapie jedoch erst in der Schule der Methodiker. Als primäre Indikationen galten der chronische Kopfschmerz, fieberhafte Allgemeinerkrankungen, Psychosen und Epilepsie, Ohrenerkrankungen, Krankheiten von Leber, Milz und Dickdarm, Ischialgien, Arthritis und Gicht sowie generell Erkrankungen, die durch Symptome wie Härte, Schwere, Starrheit, Spannung, Schwellung, Schmerz und Krämpfe gekennzeichnet sind, d. h. durch einen „Status strictus" in der damaligen Nomenklatur. Die Blutegeltherapie galt als vorrangiges „entspannendes" Mittel bei Status strictus.

Die Ärzte der pneumatischen Schule schätzten Blutegel als Heilmittel, um generell „Verderbnis" und „Überfluss" des Blutes zu beseitigen. Schlechtes Blut sollte durch gutes, neu gebildetes ersetzt werden. Etwa um die Mitte des 1. Jahrhunderts n. Chr. setzte als Modeerscheinung eine erste Blüte der Blutegeltherapie ein. Eine dem Umfeld des römischen Arztes Galen (129–199 n. Chr.) zugeschriebene überlieferte Schrift zur Blutegeltherapie ordnete diese in die Lehre von den Elementen und Temperamenten ein, deren gesundes Mittelmaß bisweilen der Entleerung überflüssiger Substanzen bedürfe. Plethora (Säftefülle) wurde von Säfteverderbnis unterschieden, quantitative Fülle von qualitativer. Plethorische Veränderungen wurden hierbei durch Blutentziehung, vorzugsweise durch Blutegel und Aderlass behandelt. Für die therapeutische Vorgehensweise spielten Vorstellungen über die Säftebewegung im Körper eine Rolle. Solange diese in Bewegung und auf natürliche Weise ausgeschieden wurden, waren Organe oder Organsysteme nicht in Gefahr, geschädigt zu werden. War aber ein Körperteil direkt erkrankt und das Geschehen chronifiziert, sollte lokal behandelt werden, um Einfluss auf die Wiederherstellung des gesunden Säfteflusses zu nehmen. In diesem Zusammenhang verwendeten die antiken Ärzte Blutegel zur symptomatischen Lokalbehandlung bei fieberhaften und entzündlichen Erkrankungen. In der römischen Medizin wurde die Blutegeltherapie auch in der militärischen Wundversorgung eingesetzt.

2.2 Blutegeltherapie in Mittelalter und Neuzeit

In der arabischen Medizin des Mittelalters kam dem Blutegel, neben Aderlass und Schröpfen, eine begrenzte Bedeutung zu. Typisch war die Verwendung bei zahlreichen Hautkrankheiten und Zuständen von so genannter schwarz-galliger (melancholischer) Natur. Hingegen wurden in der bedeutenden Ärzteschule von Salerno Blutegel vielfältig zur Entfernung überflüssiger Säfte eingesetzt. Von Italien aus verbreitete sich die salernitanische Praxis nach und nach über ganz Europa.

Im späten Galenismus des Mittelalters wurde der Blutegel überwiegend ebenso zur sog. Derivation und zur Entleerung von schädlichen Säften aus dem erkrankten Teil selbst eingesetzt. Durch die Entleerung sollte der Egel die innere Kochung (Kochung: vollständige Umwandlung einer Substanz im Körper mit Hilfe der konstitutionellen Wärme eines Organs) der noch zurückbleibenden krankhaften Materie fördern und schließlich damit die heilende Natur unterstützen. Die einfache, systemische Entleerung war indiziert bei allgemeiner Fülle, z. B. bei Fieber, und konnte einen Aderlass ersetzen. Der bedeutendste spätgalenische Vertreter der Blutegeltherapie war Abraham Zacuto (1575–1642), der das Spektrum der Indikationen ausweitete und mit seiner Sammlung von Kasuistiken den empirischen Grundstock für viele Ärzte der folgenden Zeit legte.

Im 17. Jahrhundert bekam die galenistische Humoralmedizin Konkurrenz von neuen medizinischen Strömungen, die aus unterschiedlichen theoretischen Vorstellungen auch zu anderen Beurteilungen der ausleitenden Verfahren gelangte. So war unter den Iatrochemikern die Tendenz zu beobachten, Blutentziehungen abzulehnen. Jede Blutentziehung könne das Leben verkürzen und das Blut sei gemäß der Heiligen Schrift Sitz der Seele und der Lebenskraft. Durch die Auffassung, Krankheit entstehe dadurch, das dem Archeus, dem tätigen Prinzip des Organismus, dem Mittler zwischen Seele, eine Ideo morbos aufgeprägt werde, könne diese krankhafte ursächliche Idee auch nicht durch Blutentziehung beseitigt werden. Die Mehrzahl der Iatrochemiker führte ihre Praxis der ausleitenden Verfahren mit mäßigen Einschränkungen jedoch trotzdem fort.

Die Iatrophysiker werteten die Blutegeltherapie ebenfalls unterschiedlich. Sie standen unter dem Eindruck des neu entdeckten Blutkreislaufes, praktisch blieben die Blutegel unverzichtbar. Die Wirkungen der Blutentziehungen wurden nun mehr mechanistisch mit Druck-, Widerstands- und Geschwindigkeitsveränderungen der Blutströmung beim Aderlass und einer zeitweisen Umverteilung des Blutes im Körper, mit Wirkung auf die Gefäße, das Herz und die Blutbeschaffenheit erklärt.

Im 18. Jahrhundert war eine Synthese von Iatromechanik und Galenismus vorherrschend. Danach bestand Blut aus einer labilen Mischung unterschiedlicher Substanzen und neigte darum zur Verderbnis. Wichtig war vor allem die ständige Bewegung des Blutes, damit dieses nicht verdicke. Plethora wurde wiederum als die wichtigste Krankheitsursache angesehen. Sie entstand durch eine gestörte Bilanz von Nahrungszufuhr und Blutverbrauch. Fasten und körperliche Arbeit dienten der Wiederherstellung dieser Bilanz, ließen sich aber praktisch oft nicht im erforderlichen Maße um- bzw. durchsetzen. So blieb das Nachahmen spontaner Blutungen, die die Natur auch von sich aus als Hilfsmittel anstrebe, ein primäres Heilmittel. Die Blutegeltherapie aber vermeide die starke Schwächung, wie sie beim Aderlass und blutigem Schröpfen auftreten könne. Beim so genanntem sanguinischem Temperament (Blutfülle) und schwammigen, fleischigen Personen entleere ein Aderlass zu wenig, weil das Blut größtenteils im kapillären Bereich gestaut sei. Wenn sich die Blutfülle, wie bei Cholerikern, hauptsächlich in den großen Gefäßen befand, galt das Schröpfen als nicht ausreichend und der Blutegeleinsatz als wirkungsvoller. Ein spezieller Nutzen der Blutegeltherapie bestand auch darin, dass die Blutegel an Stellen gesetzt werden konnten, die dem Schröpfkopf nicht zugänglich waren, wie z. B. an der Stirnvene, der Jugularvene, Gefäßen hinter den Ohren, Schläfenarterien oder Hämorrhoidalvenen. Bei Schwellungen, Krämpfen und Schmerzen im Unterleib und insbesondere bei Rheuma, Arthritis, Ischias, Nephritis, Gicht und Krampfadern galten Egel als spezifisches und zuverlässiges Heilmittel.

Der berühmte Iatromechaniker F. Hoffmann (1660–1742) gebrauchte Egel bei einer Vielzahl akuter Krankheitserscheinungen ebenso wie zur Prävention. Die Vorstellung von Phletora als wesentlicher Krankheitsursache mit Blutverdickung und der daraus resultierenden Verderbnis der Säfte sowie unterschiedlichen Stauungsmöglichkeiten in Organen erlaubte, Egel auch bei akuten Geisteskrankheiten, Melancholie, Krämpfen, Pleuritis, Asthma oder Hautkrankheiten als wirksam anzusehen und einzusetzen.

Zu Beginn des 19. Jahrhunderts gewann die Blutegeltherapie nun überragende Bedeutung in der Medizin. In England war man aufgrund des hohen Verbrauches ab 1810 schon auf importierte Blutegel angewiesen. So wurde der Verbreitung der Blutegeltherapie eine ökonomische Grenze gesetzt. In Frankreich, wo sie noch häufiger in der Natur vorkamen, begann ein Blutegelboom, der bald ganz Europa erfasste. Die

Blutegel wurden nun dem Aderlass in fast jedem Behandlungsfall vorgezogen. Das bloße Ansetzen wurde zu einem eigenständigen Beruf. „An die Spitze dieser Bewegung setzte sich F. J. V. Broussais (1772–1832) mit seinem neuen Entwurf einer „physiologischen Medizin". Broussais führte fast sämtliche Krankheitserscheinungen auf Entzündungen zurück, wobei er den Veränderungen im Kapillarsystem der Gewebe eine besondere Rolle zuerkennt." [4] Da die Lokalisation von Entzündungen hauptsächlich im Bereich der Kapillaren zu suchen ist und Blutegel vorwiegend aus den Kapillaren Blut entleeren, wurde er therapeutisch universell appliziert, insbesondere aber bei abdominellen Erkrankungen. Broussais kombinierte ältere Grundanschauungen mit damals neueren Theorien von Reiz und Erregung in Anlehnung an Brown (1735–1788). Alle Krankheiten wurden als ein Übermaß oder ein Mangel von Reiz und Erregung betrachtet, als Sthenie oder Asthenie. Blutentziehungen waren dann angebracht, wenn die Lebensenergie stark vermehrt war oder zuviel blutbildende Nahrung genossen wurde. Blutüberfluss bedeutete eine übermäßige Stärke oder Reizbarkeit, die sich in Fieber, Entzündungen, Kongestion, Spasmen und Schmerzen äußerte. Der Blutüberschuss konnte auch indirekt Schwächung herbeiführen, indem er Bewegungen verhinderte, unter anderem bei Apoplexie, Asthma, psychischen Krankheiten. Letztlich boten sich so je nach Betrachtungsweise nahezu alle Krankheiten als Indikation an.

Die exzessive Verwendung der Blutegel in der Ära Broussais ging bald so weit, dass sie von einzelnen zeitgenössischen Kritikern als „Vampirismus" bezeichnet wurde (s. *Abb. 2.1*).

Bis zu 100 Egel wurden für eine Behandlung eingesetzt, insgesamt wurden jährlich mehrere Millionen Blutegel insbesondere in Frankreich, England und Deutschland verbraucht. Anschaulich wird dieser „Broussaisismus", wie die Blutegeltherapie zeitweise auch genannt wurde, durch die „robes à la Broussais", einem dem „Paisley"-Muster verwandten Textildesign mit Blutegelmuster, das „auf den Kleidern der Damen der Gesellschaft zu finden" [1] war. Bald waren die französischen Bestände an Blutegeln erschöpft, zumal auch die Lebensräume der Egel durch Landwirtschaft und Industrialisierung immer mehr zurückgedrängt wurden. Blutegel mussten zunehmend importiert werden. Bis 1828 waren sie zum wichtigsten Artikel der Materia medica geworden, mit einem ungefähren Verbrauch von 100 Millionen Stück jährlich allein in Frankreich. Die Preise für Egel stiegen um ein Vielfaches. Aus diesem Grunde drängte man auf die Wiederverwendung bereits verwendeter Egel und versuchte, sie in Zuchtanlagen, die an Krankenhäuser angeschlossen waren, zu vermehren. Die Zucht wurde staatlich gefördert, besonders die Militärführung sorgte sich um einen eventuellen Mangel im Bereich der militärischen Wundversorgung.

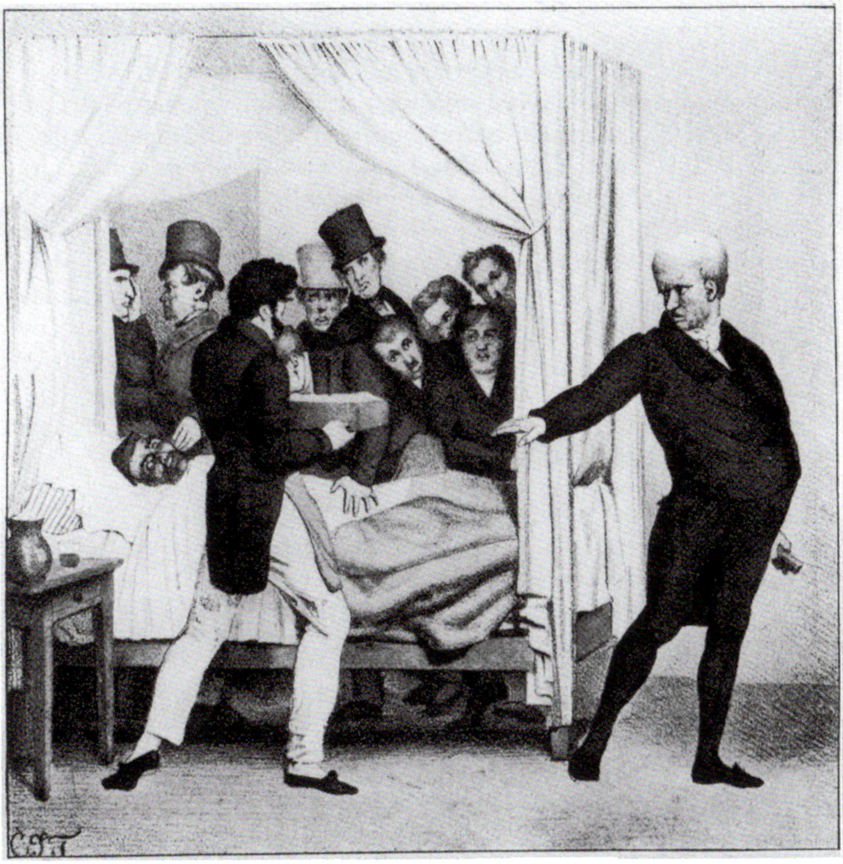

Abb. 2.1 „Noch einmal 90 Blutegel!“ Karikatur Anfang des 19. Jahrhunderts.

2.3 Blutegeltherapie in der Moderne

Um 1850 setzte allmählich eine gewisse Rückläufigkeit der Blutegeltherapie ein, die teilweise darauf zurückzuführen war, dass die Egel in Mitteleuropa größtenteils ausgerottet waren und aufwändig aus Mittelasien importiert werden mussten. Vor allem aber stellte die Virchow'sche Zellularpathologie seit Mitte der 50er Jahre sämtliche bis dahin für die Blutentziehungen erarbeiteten rationalen Begründungen in Frage. Es folgte die Entdeckung der Bakterien als Krankheitserreger, damit entwickelte sich auch eine Bakterienphobie. Insbesondere in der Klinikbehandlung kam es infolgedessen zu einem raschen Rückgang der Blutegelanwendung. Blutegel ließen sich weder desinfizieren noch sterilisieren, ohne sie dabei abzutöten. Da die ärztliche Ausbildung in Kliniken erfolgte, kamen angehende Ärzte kaum noch mit der Blutegelbehandlung in Berührung und diese Therapie geriet in Vergessenheit.

Ein wesentliches Ereignis in der Geschichte der Blutegeltherapie war dann 1884 J. B. Haycrafts (1857–1922) Entdeckung einer blutgerinnungshemmenden Substanz in Mund und Schlund des Blutegels, die 1903/04 nach weiterer chemischer Isolierung als Hirudin bezeichnet wurde. Die besondere Wirkung der Blutegel ließ sich nun als chemischer Prozess deuten, als ein rationales Prinzip, welches die Blutegeltherapie wieder dem aktuellen medizinisch-wissenschaftlichen Verständnis annäherte. Die neue Erkenntnis verbreitete sich aber nur langsam, anfangs nur in experimentell-wissenschaftlichen Kreisen, und nur die Substanz wurde beachtet. Zunächst wurde an einen potenziellen Nutzen bei Bluttransfusionen oder an die therapeutische Verwendung des Extraktes bei Thrombosen, Embolien und Infarkten gedacht. Einer weiteren Verbreitung standen exorbitant hohe Kosten entgegen. Etwa um diese Zeit, 25 Jahre nach der Entdeckung des Hirudins, wurde erstmals in einer klinisch-praktischen Arbeit die Gerinnungshemmung zur Kenntnis genommen. Durch den 1. Weltkrieg und den damit verbundenen Zusammenbruch des Blutegelhandels kam es im Folgenden aber zu einem erneuten Vergessen dieser Therapieform.

Einen Aufschwung erlebte die Blutegeltherapie in einem umfassenderen Zusammenhang in den 1920er Jahren. Als Wegbereiter unter den naturheilkundlichen Ärzten stand hierbei B. Aschner (1883–1960) an vorderster Stelle. Im Rahmen seiner Konstitutionstherapie besann er sich auf die alten ausleitenden Verfahren und veröffentlichte sie unter ergänzenden neueren Gesichtspunkten, die jedoch vom humoralpathologischen Krankheitsverständnis stark geprägt waren.

Die Liste von Einzelindikationen für die Blutegeltherapie war erneut lang und rückte das Verfahren unkritisch in den Rang eines Universalheilmittels.

Eine spezifische Domäne der Blutegeltherapie sollte dann durch den Chirurg Termier erschlossen werden. Durch verbesserte Operationsmöglichkeiten traten postoperative Thrombosen und Embolien als häufige Komplikationen auf. Termier erinnerte sich der blutgerinnungshemmenden Wirkung des Hirudins. Da dieses zu teuer war, empfahl er 1922 das Ansetzen von Blutegeln, das Hirudin sollte somit auf natürlichem Wege eingespritzt werden. Termier nannte dies die „Hirudinisation des Blutes". Wenige Jahre später wurden Blutegel wieder an allen namhaften Kliniken Europas für diese Indikation verwendet.

„Als H. Bottenberg 1935 die erste umfassende Gesamtdarstellung dieser Therapie in neuerer Zeit veröffentlicht, die ganz überwiegend an den Bedürfnissen und der Mentalität praktischer Ärzte ausgerichtet ist und mit 52 anschaulichen Krankengeschichten die Erfolge demonstriert, fällt sie auf fruchtbaren Boden. Sie bleibt für etliche Jahre Standardwerk und wird (wurde) international rezipiert." [4]

Die Fülle von Einzeldiagnosen war immer noch umfangreich, allgemein stellte Bottenberg als Indikationen heraus:

1. alle Entzündungsvorgänge und rheumatische Erscheinungen;
2. passive Stauungen und spastische Erscheinungen;
3. Anwendung als sog. antidyskratisches (blutreinigendes und bluterneuerndes) Mittel bei Toxikosen und auch bei Geisteskrankheiten;
4. Thrombosen, Embolien;
5. Transsudate und Extravasate;
6. Ersatz für den Aderlass, wo dieser technisch nicht ausführbar ist (Kinder, adipöse Personen, Gelenkkontrakturen) oder wo die Einwirkung auf ein bestimmtes Kreislaufgebiet erzielt werden soll.

Aus der wissenschaftlichen Literatur stellte er zudem einen Kanon von Wirkungsweisen zusammen, der in der Folge von den Nachahmern unkritisch übernommen wurde.

Als sich nach dem 2. Weltkrieg zuerst Heparin und dann Marcumar zur Thrombose- und Embolieprophylaxe und -therapie durchsetzten, verschwand der Blutegel in Mitteleuropa erneut weitgehend aus den Kliniken und geriet zunehmend auch bei den Praktikern in Vergessenheit.

Schließlich erlebte die Blutegeltherapie wieder eine bemerkenswerte internationale Renaissance durch die seit den 70er Jahren des 20. Jahrhunderts zunehmende Verwendung bei postoperativen venösen Stauungen mit konsekutivem Transplantatversagen in der plastischen und rekonstruktiven Chirurgie. Gleichzeitig erfolgte die zunehmende Verbreitung der Blutegeltherapie durch die moderne Naturheilkunde im deutschsprachigen Raum. Vielbeachtet wurden seither die berichteten Erfolge der Blutegeltherapie im Rahmen eines naturheilkundlichen schmerztherapeutischen Ansatzes und die Ergebnisse von mehreren wissenschaftlichen Studien aus universitären naturheilkundlichen Abteilungen zur Wirksamkeit der Blutegeltherapie bei symptomatischen Arthrosen.

Literatur

[1] Arndt W: Die Rohstoffe des Tierreichs – Als Heilmittel gebrauchte Stoffe. (2. Blutegel). Berlin; 1940.

[2] Aschner B: Technik der Konstitutionstherapie. 7. Aufl. Heidelberg: Haug; 1995.

[3] Bottenberg H: Die Blutegelbehandlung – ein vielseitiges Verfahren der biologischen Medizin. Stuttgart: Leipzig; 1935.

[4] Müller IW: Naturheilverfahren und Unkonventionelle Medizinische Richtungen. Heidelberg: Springer Loseblatt Systeme; 2001.

[5] Müller IW: Handbuch der Blutegeltherapie. Theorie und Praxis. Heidelberg: Haug; 2000.

[6] Müller IW: Humoralmedizin. Heidelberg: Haug; 1993.

3 Zur Biologie der Blutegel

M. Roth

3.1 Einführung

Von den etwa 600 Blutegelarten werden weltweit ca. 15 in der Heilkunde verwendet. Der hier beschriebene „medizinische Blutegel“ gilt aufgrund seiner ausgeprägten heilsamen Eigenschaften als der „Favorit“. Es hat sich aber herausgestellt, dass die seit Jahrhunderten vorwiegend in Europa und den USA in der Heilkunde verwendeten, in engerem Sinne als „medizinische Blutegel“ bezeichneten Tiere nicht zu einer einzigen Art gehören, die nur gebietsspezifische Unterschiede in der Färbung aufweisen, wie bislang meist angenommen wurde. Die zwei farblich herausragenden Phänotypen nannte man in folgerichtiger Nomenklatur Hirudo medicinalis medicinalis und Hirudo medicinalis officinalis (bzw. Hirudo officinalis, wenn dieser Farbvariante ausnahmsweise Artstatus zugesprochen wurde) oder auch „ungarischer Blutegel“ (*Abb. 3.1a, b*). Das unterschiedliche Muster der Körperoberfläche ist nach heutigem Wissensstand aber Kennzeichen zweier unterschiedlicher Species: Hirudo medicinalis Linnaeus, 1758, und Hirudo verbana Carena, 1820, wofür DNA-Analysen unlängst den Beweis lieferten [26].

Medizinisch ist dies heute jedoch irrelevant, da in der medizinischen Geschichte – so weit das nachvollziehbar ist – beide Arten gleichberechtigt nebeneinander verwendet wurden und kein Unterschied im Wirkungsspektrum bekannt ist oder untersucht wurde. Die Zusammensetzung der Saliva ist nach heutigem Wissensstand gleich [24]. Seit langem wird weltweit fast nur noch Hirudo verbana eingesetzt, da Hirudo medicinalis durch die intensive Nutzung im 19. Jahrhundert und Umweltveränderungen in der freien Natur selten geworden ist. Da von Farbvarietäten einer einzigen Species ausgegangen wurde, haben die meisten Autoren bislang die Bezeichnung Hirudo medicinalis unterschiedslos für beide Arten verwendet (z. B. [39]). Darum werden im Folgenden die Begriffe „Blutegel“, „medizinischer Blutegel“ und „Egel“ als Synonyme der Arten „Hirudo medicinalis“ und „Hirudo verbana“ verwendet.

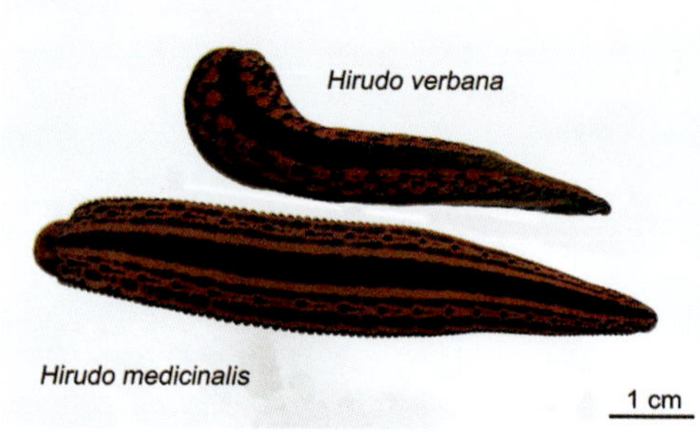

Abb. 3.1a Von den sehr nah verwandten Arten Hirudo medicinalis und Hirudo verbana (Carena 1820) ist kein Unterschied im Wirkungsspektrum bekannt. Sie werden gleichberechtigt nebeneinander in der Medizin eingesetzt. Aufgrund des massenhaften Einsatzes im 19. Jahrhundert überwiegt heute weltweit Hirudo verbana im medizinischen Einsatz. Charakteristisch ist das seitliche, tropfenförmige Muster bei Hirudo medicinalis.

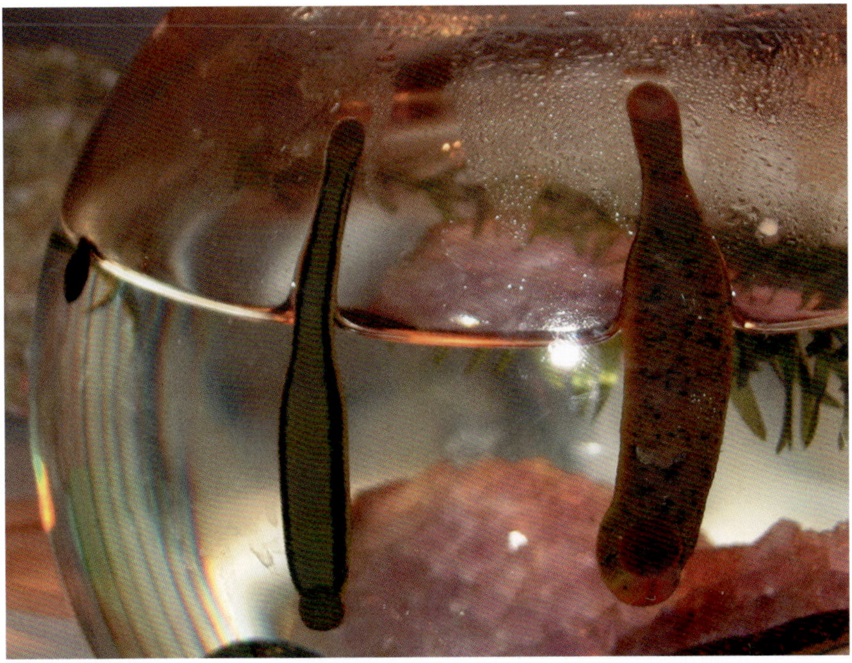

Abb. 3.1b Hirudo verbana (links) lässt sich am deutlichsten anhand der Bauchfärbung von Hirudo medicinalis (rechts) unterscheiden.

Der Blutegel ist, um bei den Bezeichnungen zu bleiben, auch kein „Wurm". Der Begriff Würmer („Vermes") wird in der Zoologie nicht mehr verwendet, da die früher unter „Vermes" zusammengefassten wurmartigen Tiere, wie man heute weiß, ganz unterschiedlichen Gruppen angehören. Nun gehört der Egel aber in der deutschen Nomenklatur zu den „Ringelwürmern" (Anneliden), ein naher Verwandter von ihm ist der Regenwurm. So hat sich der Terminus „Wurm" doch erhalten, wenn auch differenziert. Dieser Begriff ist zudem anschaulich, denn „Wurm" bedeutet lt. Duden [10] auch der „Sichwindende".

Dass Blutegel unter Vorurteilen „zu leiden haben", braucht nicht näher erläutert zu werden. Überdies heißt er dann auch noch Blutegel, was an Ekel gemahnt, aber ganz andere sprachliche Wurzeln hat. „Egel" stammt vom griechischen Wort „echis" ab – übrigens verwandt mit Igel und Quelle für das althochdeutsche Wort „Blutigel" – und heißt „kleine Schlange", somit hätte man es mit einer „Blutschlange" zu tun. Diese Zuordnung ist zwar zoologisch unhaltbar, läge aber phonetisch nicht so nah an „Ekel" und verbesserte das Image des Egels möglicherweise. In den Sprachen anderer Nationen wird vorwiegend sein Wesen als Blutsauger hervorgehoben: z. B. frz. sangsue, sp. sanguijuela, it. sanguisuga, holl. bloedzuiger, das Englische leech wurde im Mittelalter synonym mit „Heiler" verwendet, im Schwedischen heißt er wieder igle und in lettisch sehr melodisch „sanguisugolam".

In diesem biologischen Kapitel sollen durch Vermittlung der Kenntnis seiner Eigenschaften praxisrelevante Informationen hergeleitet sowie zum Abbau von Vorurteilen beigetragen werden. Diese Vorurteile können sowohl bei Patienten als auch Therapeuten gefunden werden und sind teilweise therapiebehindernd. Umgekehrt nutzen erfahrene Blutegel-Therapeuten seine Eigentümlichkeiten und den archaischen Charakter dieser Behandlungsform zur Unterstützung seiner unspezifischen Wirkkomponente – so gesehen kann der Blutegel zu einer Art „Performance-Künstler" in der Arzt-Patient-Situation werden. Die Biologie des Tieres wird dabei deshalb immer auch aus dem Blickwinkel der Therapie betrachtet.

3.2 Die biologische Geschichte der Blutegel

Vermutlich wurden Blutegel schon sehr viel früher als in der Medizingeschichte dokumentiert „eingesetzt" – und das nicht nur vom Menschen. Vor 400–500 Millionen Jahren, im Kambrium, als sich das Leben explosiv zu entfalten begann, bildeten sich aus den ersten Vielzellern die segmentierten „Ur-Ringelwürmer". Während diese „Archianneliden" sich nun zu den Blutegeln entwickelten, gehörten sie zu den ersten Jägern in der Erdgeschichte und damit auch zu den selektiv wirkenden Faktoren, die die Evolution kräftig vorantrieben. Der Ur-Ringelwurm war auch Vorfahre des Menschen. Ein Kennzeichen dieser Verwandtschaft zwischen Blutegel und Mensch ist – neben der biologisch folgenreichen Segmentierung – bemerkenswerterweise das Blut: Hämoglobin findet sich als Sauerstoffträger sowohl bei den medizinischen Blutegeln wie auch bei Menschen – bei dem einen (Blutegel) in der respiratorischen Flüssigkeit gelöst, beim anderen (Mensch) in Zellen verpackt.

Vor allem wegen des skelettlosen Körpers selten, gibt es bis heute nur zwei gesicherte Fossilfunde von Hirudineen, und zwar aus dem Jura. Aus diesen Funden geht hervor, dass sich die jurassischen Blutegel im allgemeinen Aufbau nur unwesentlich von den heutigen unterscheiden [22].

Das bedeutet, dass das Grundmodell „Hirudo" schon sehr früh „stand" und die Zeit bis heute zum „Ausfeilen" zur Verfügung blieb. Diese Verfeinerungen scheinen – würde man der Natur eine zielorientierte Entwicklung unterstellen – geradezu darauf hinauszulaufen, eine Kooperation zwischen Täter (Blutegel) und Opfer (z. B. Säugetiere, Patient) entstehen zu lassen.[1]

Ein Beispiel aus der medizinisch wichtigen Biochemie des Tieres macht dies deutlich:

Der Speichel („Saliva") der Blutegel ist eine hocheffiziente und ebenso hochkomplexe Erwerbung der Entwicklungsgeschichte. Ein „Hauptarbeitsfeld" der Evolution war offenbar seine Zusammensetzung: mindestens 30 Teilsubstanzen wirken beim Biss zusammen, nur ca. 8 davon sind in Struktur und Wirkung aufgeklärt ([2]; vgl. *Tab. 9.1*, S. 95). Von einigen Substanzen ist die Bedeutung für den Blutegel sofort klar. Es liegt z. B. auf der Hand, dass das in erster Linie bekannte, gerinnungshem-

---

[1] R.T. Sawyer, ein herausragender Blutegelbiologe, wurde sich im Laufe seiner Studien zu seinem umfassenden Standardwerk *Leech Biology and Behaviour* [39] darüber bewusst, dass die Anwendung der Blutegel in der Geschichte nicht zufällig erfolgte, sondern auf einen hohen Grad an evolutionärer Anpassung zurückzuführen ist [7]. Er erklärt im Vorwort seines Werkes, dass der Blutegel ein lebendes Arzneibuch sei, das ein Spiegelbild der menschlichen Physiologie darstelle.

mende Protein Hirudin den anfänglichen Blutfluss beim Saugen erst ermöglicht und deshalb von der Evolution begünstigt wurde. Die Saliva enthält aber auch das Protein Calin (s. S. 97), dessen Hauptwirkung eine bis zu 12 Stunden andauernde Nachblutung ist. Wieso Egel nun eine Substanz produzieren, die die Wunde beim Opfer eine geraume Zeit nachbluten lässt, erscheint zunächst unverständlich. Der Egel ist ja schon nach spätestens einer Stunde abgefallen und damit von seinem Opfer getrennt. Er kann also nicht mehr direkt von dem Blutfluss profitieren, normalerweise aber leistet sich die Natur den Luxus einer Proteinproduktion nicht ohne Sinn. Es mag sein, dass dadurch weitere Tiere angelockt werden (sollen), was der Erhaltung der Population dienen würde. Dazu genügt aber bekanntermaßen schon das Signal der Wasserbewegung, so dass die aufwändige Produktion eines Proteins auch für diesen Zweck überflüssig wäre. Wichtiger ist vermutlich, dass die anhaltende Blutung dem Waschen der Wunde beim Wirtstier und damit einer einfachen und wirksamen Art der Desinfektion dient. Damit vermindert sich die Gefahr einer infektiösen Erkrankung oder gar einer Sepsis, die sich das Beutetier z. B. durch das Blutegelbakterium Aeromonas (s. S. 112 ff.) oder eine sekundäre Verunreinigung zuziehen könnte. Der Vorteil, den der Hirudo durch den Besitz des Proteins Calin erwarb, liegt demnach in einer Art von „Ressourcenpflege": ein durch Sepsis gestorbenes Tier kann nicht, ein von einer Infektion schmerzhaft geschädigtes Tier wird nicht unbedingt zum Ort der Schädigung zurückkehren – zurückkehren wird eher ein zufriedenes Wirtstier. Die Produktion des Proteins Calin im Speichel der medizinischen Blutegel (s. Kap. 9 Zur Biochemie der Blutegelsekrete, S. 93 ff.) diente also – zusammen mit den direkt heilenden Wirkungen des Bisses – der Besetzung einer ökologischen Nische. Der Charakter dieser ökologischen Nische besteht darin, dass die Begegnung mit dem Opfer nicht mehr ganz zufällig stattfindet, denn dieses kehrt ja nicht ungern zurück. Damit entsteht die Basis für eine gemeinsame Evolution, die von Kooperation geprägt ist.

Die Beutetiere inkl. der Mensch hatten Millionen von Jahren Zeit, sich an die Blutegel zu „gewöhnen". Dass Tiere, bis hin zur Gattung der Säugetiere, sie gewissermaßen als Therapeuten zu schätzen lernten, ist nicht systematisch erforscht, aber wahrscheinlich. Das geht z. B. auch daraus hervor, dass in manchen Gegenden gelenkkranke Rinder wohl gerne blutegelreiche Gewässer aufsuchen. Man beobachtet dort, so wurde mir z. B. aus Griechenland und aus Indien berichtet, dass Rinder sich eine ganze Zeit lang offenbar willentlich – soweit man das beurteilen kann – von Egeln beißen (also „behandeln") lassen, um dann sehr viel „leichtfüßiger" als vorher den Ort zu verlassen. Egel werden heutzutage auch erfolgreich in der Tierheilkunde eingesetzt und die meisten Hunde verhalten sich beim „Andocken" eines Egels unverhältnismäßig ruhig, als wüssten sie instinktiv um die Wirkung der Egel [32]. Es ist daher anzunehmen, dass schon Pithecanthropus, dessen Vorfahren und schließlich die Mitglieder der Art Homo sapiens die heilsamen Wirkungen erkannten und nutzten. Steinzeitmenschen bedienten sich der Technik des Aderlasses ohne und mit Blutegeln, dessen Wirkung für sie im Austreiben von bösen Geistern bestand („removal of … evil spirits" [17]) also im, wie es auch heute noch manchmal paramedizinisch formuliert wird, „Ausleiten des Bösen".

Aus prähistorischer Zeit gelangten die Hirudineen in die niedergeschriebene Medizingeschichte und durchstreiften sie in Popularitätswellen bis heute. Allerdings ist nicht immer eindeutig überliefert, welche der weltweit insgesamt ca. 600 Blutegelarten angesetzt wurden. Arndt erwähnt 15 Egelarten als medizinisch genutzt [1]. Dabei wurde ihr Bestand bis zum 19. Jahrhundert nie ernstlich gefährdet. Dann jedoch gab es einen verheerenden Einbruch in die Blutegelbestände. In erster Linie angestoßen durch den französischen Arzt Broussais nahm die Blutegeltherapie in diesem Jahrhundert einen gewaltigen Aufschwung, was in Europa schließlich zu einer wahren Blutegelmanie führte („Vampirismus", s. Kap. 2: Zur Geschichte der Blutegeltherapie). Damals wurden zwar gebrauchte Blutegel wieder in nahe gelegene Teichen ausgesetzt, da keine mikrobielle Krankheitsübertragung (infolge Unkenntnis derselben) befürchtet wurde. Es gab aber andere Vorgänge, die den heimischen Bestand drastisch reduzierten. So wurden sie hemmungslos der heimischen Natur entnommen, um schließlich tonnenweise z. B. aus Hamburg u. a. nach Frankreich, Amerika, Australien und England versendet zu werden.[2] Es ist zudem sicher anzunehmen, dass viele Tiere nach Behandlungen verstarben und so dem Kreislauf nicht zurückgegeben wurden.[3]

1863 wurde wegen dieser finanziell erfolgversprechenden Aussichten in Preußen noch die Gründung einer sehr honorigen „Actiengesellschaft Hirudinea" erwogen [31]. Dafür war es jedoch zu spät, denn mit Beginn der Ära von Koch, Pasteur und Virchow verschwanden die Blutegel gegen Ende des 19. Jahrhunderts aus dem ärztlichen Repertoire. Sie fristeten im 20. Jahrhundert von der Gefährdung der Populationen her ein relativ ruhiges Dasein, um im zweiten Drittel des 20. Jahrhunderts ein erneutes, weit fundierteres Interesse zu gewinnen. Jetzt, aufgrund der recht genauen Kenntnis der Wirkmechanismen, werden die Tiere sehr gezielt und meist in kleiner Anzahl eingesetzt. Diese Ruhepause im 20. Jahrhundert hat den europäischen Beständen leider keine Regeneration gebracht, da mittlerweile die nötigen Feuchtgebiete trockengelegt waren oder anders für Egel unbrauchbar wurden. Ihre natürlichen Biotope (z. B. flache Teiche in Auengebieten) waren weitgehend zerstört und so gelangten die verbliebenen Egel nicht mehr an ihre zur Reproduktion notwendige Beute, an die Säugetiere. Zusätzlich wurde ihnen durch Umweltgifte, auf die sie sehr empfindlich reagieren, in Europa das Überleben weiter erschwert. In Deutschland gibt es heute nur sehr wenige Orte, an denen der medizinische Blutegel noch heimisch ist. Heute wird er zur medizinischen Nutzung vor allem aus der Türkei nach Mitteleuropa importiert und selten auch gezüchtet. Die Bestände in der Türkei werden genau überwacht, weil die Egel wegen ihrer Speichelbestandteile auch tot begehrt sind und z. B. in Salben Verwendung finden. So werden insgesamt einige Tonnen Egel jährlich alleine nach Europa, z. T. tiefgefroren, eingeführt. Die aus Artenschutzsicht genährte Hoffnung, dass bei der Medikamentenherstellung durch den Einsatz des rekombinanten, aus genveränderten Bakterien und Hefen gewonnenen Hirudins (s. S. 99 f.) die Bestände geschont werden können, hat sich bisher nicht erfüllt. Die Anzahl der lebend eingesetzten Blutegel – die für viele Zwecke wegen ihrer vielfältigen Speichelzusammensetzung und komplexen Wirkmechanismen effizien-

[2] Blutegelzuchten, z. B. die „Stölter'sche Anstalt", konnten diesen enormen Bedarf nicht decken.

[3] Eine Behandlung mit Blutegeln ist für die Tiere eine extreme Art der Fütterung. Anders als in der freien Natur, in der der Blutegel ggf. bald abgestreift wird, wird bei einer Behandlung ja meist Wert darauf gelegt, dass die Tiere möglichst viel Blut saugen bzw. viel Saliva sezernieren und entsprechende Bedingungen dafür geschaffen. Das überfordert aber die Physiologie der Tiere meist, und sie sterben infolgedessen zu einem hohen Prozentsatz, wenn sie nicht in einer absolut passenden Umgebung ausgesetzt werden

ter und dem puren Hirudin überlegen sind – dürfte in Deutschland bei ca. 300.000–400.000 Exemplaren pro Jahr liegen. Das sind, rechnet man pro Egel ca. 3 g, mithin auch ca. 1,2 Tonnen. In den USA wurden die Blutegel von der Gesundheitsbehörde FDA am 24.07.2004 offiziell als Behandlungsmethode in Form eines Medizinproduktes („medical device" [37]) zugelassen, nicht zuletzt wegen der Studien über Kniegelenksarthrosen [30]. Damit wird möglicherweise die nächste Bedrohung der Art eingeläutet. So schön die Freigabe der Therapie für Menschen ist, so wenig erfreulich ist sie – zumindest noch – für die Egel.

Den Blutegeln geriet ihre evolutive Meisterleistung der Anpassung an ihre Beute damit letzten Endes paradoxerweise eher zu ihrem Schaden als zu ihrem Nutzen. Es stellt sich die Frage, ob angesichts ihrer nützlichen Eigenschaften die biologische Einordnung der Blutegel als „Parasiten", genauer „Ektoparasiten" ihre Berechtigung hat und ob sie stattdessen nicht (fairerweise) mit dem weitaus freundlicheren Begriff „Symbiont" charakterisiert werden sollten. Was die Populationen betrifft, haben sich die Rollen vertauscht: der Mensch parasitiert am Egel. Wie gezeigt wurde, beruht die Nützlichkeit der Egel für den Menschen auf einer evolutiv kristallisierten Strategie der Nachhaltigkeit von Seiten der Egel. Angesichts einer immer wieder drohenden Ausrottung ist es nur klug, auch umgekehrt für das Gedeihen der Blutegel neue und effiziente Strategien der nachhaltigen Nutzung zu entwickeln. So hat man z. B. zur Kontrolle der Fangquoten und des Handels Hirudo medicinalis in das Washingtoner Artenschutzabkommen App. II aufgenommen. Das ist verbunden mit einer CITES-Pflicht[4], d. h. der behördlich für jeden Im- oder Export im CITES-Formular schriftlich niedergelegten Erlaubnis zu der jeweiligen Transaktion. In Deutschland wird das entsprechende Gesetzeswerk vom „Bundesamt für Naturschutz" überwacht und durchgeführt:

„Wer in den Zoo geht, Heringsfilet ißt, Papageien in der Voliere hält oder eine durchblutungsfördernde Salbe aus Blutegel-Extrakt kauft, sieht selten den Zusammenhang: Überall auf der Welt, auch in Deutschland, werden Wildtiere und Wildpflanzen der Natur für den Handel und die Weiterverarbeitung entnommen. Diese Nutzung für Nahrungszwecke, traditionelle Medizin oder als lebende Handelsware stellt gegenwärtig für viele Tierarten weltweit eine Bedrohung dar. Deshalb sind auf Initiative des Bundesumweltministeriums und des Bundesamtes für Naturschutz (BfN) Kriterien aufgestellt und Maßnahmen vorgeschlagen worden, wie eine Nutzung von Wildpflanzen und Wildtieren im Einklang mit der Natur gestaltet werden kann." [6]

Der Aufbau und die Förderung von Zuchtanstalten für Hirudo medicinalis und Hirudo verbana, die Entwicklung von weiteren Strategien der Nachhaltigkeit und seine überlegte Nutzung sind Wege, dem Artenschutz aus ganz eigenem, vitalem Interesse gerecht zu werden. Einen humanen Umgang mit dem Einzeltier sind wir ihm durchaus moralisch schuldig.

[4] CITES: Convention on International Trade in Endangered Species of Wild Fauna and Flora. CITES-Formulare belegen die Rechtmäßigkeit, mit der mit einer bedrohten Art Handel getrieben wird, bzw. ob und in welchem Umfang Individuen dieser Art der Natur entnommen werden dürfen.

3.3 Bau und Funktion

Um das Bauprinzip von Hirudo unter biologischen Gesichtspunkten zu verstehen, werfen wir einen Blick auf seine natürliche Lebensweise in einem Süßwasserteich. Sie ist im Wesentlichen geprägt durch die wiederkehrende Abfolge der Phasen

a) ruhiges Suchen und Beobachten möglicher Beute über Monate, manchmal Jahre hinweg, das durch langsames Schwimmen und langes Verweilen nahe der Wasseroberfläche gekennzeichnet ist,
b) schnelles Beutemachen mit schnellen Bewegungsabfolgen innerhalb von Minuten,
c) Verdauung und Ruhe tief und versteckt im Teich, was wiederum Jahre dauern kann, wobei c) gleitend in a) übergeht.

Eine relativ große Menge Blut (bis zum 10-fachen Eigengewicht sind bei einer Nahrungsaufnahme möglich) erlaubt ein mehr als zweijähriges Überleben ohne weitere Nahrungsaufnahme. Diese auch von der begrenzten Verfügbarkeit der Beute „Säugetiere" verursachte, sparsame Lebensweise spiegelt sich in einem sehr nützlichen, einfachen Bau (*Abb. 3.2*). Von der Mächtigkeit der Organe her gesehen besteht Hirudo fast ausschließlich aus einem doppelwandigen „Verdauungsschlauch". Vorderdarm, Magen (Mitteldarm) und Enddarm dominieren vom Volumen her in gefülltem und ungefülltem Zustand alle anderen Organe und Gewebe. Dabei nimmt der Vorderdarm mit Mund, Pharynx und Ösophagus ca. 2/10, der Magen (Mitteldarm) mit seinen 10 Blindsackpaaren ca. 5/10, der dreischenklige Enddarm ca. 3/10 der Gesamtlänge des Tieres ein. Erstaunlich – und für den therapeutischen Einsatz höchst förderlich – ist die Tatsache, dass im Wesentlichen nur eine einzige Bakterienart im Blutegelmagen dauerhaft überleben kann (vgl. S. 111 ff.), nämlich der zur Nahrungsverwertung unerlässliche Blutegelsymbiont Aeromonas biovar sobria veronii (der heute gültige Name; früher z.B. auch Pseudomonas hirudinis und viele andere [14, 15]).

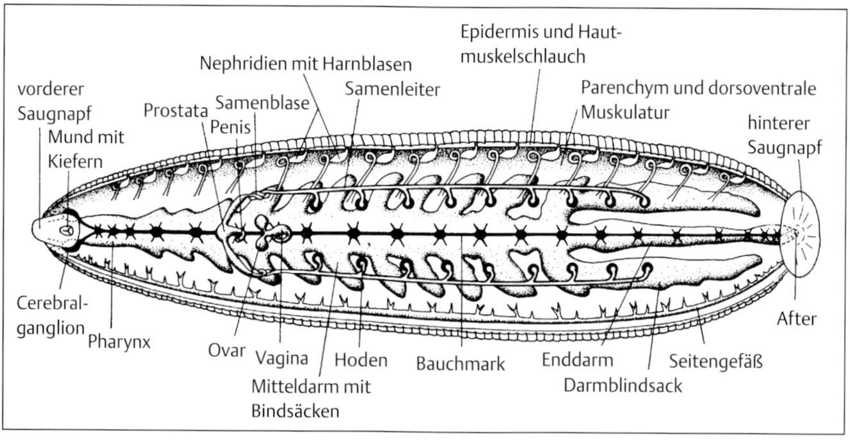

Abb. 3.2 **Organisationsschema des Blutegels (Ansicht von ventral). Die Außenhaut faltet sich in die Annuli auf.**

Der Magen bildet eine riesige „Vorratskammer" für jahrelange Notzeiten, der darauf folgende Enddarm ist Ort für sparsames, zur Not sogar anaerobes Verdauen. Auch nach völliger Entleerung kann ein Blutegel noch monatelang von der eigenen Substanz zehren.

Neben dem spitz zulaufenden, apikalen Mund mit seinem kleinen Saugnapf und dem After, der sich dorsal oberhalb des großen, hinteren Saugnapfes öffnet, besitzt der Egel Exkretionsorgane in Form der segmentalen Nephridien und zwittrige Geschlechtsorgane. Die Atmung erfolgt über die Haut, der Sauerstoff wird mithilfe des in der Blutflüssigkeit gelösten Hämoglobins über ein kontraktiles Adersystem im Körper verteilt. Der weiche Körper ist skelettlos. Der Bau der Hirudinea ist dem Bau des phylogenetisch sehr nahe stehenden Regenwurms (Annelida, Oligochaeta) verwandt, er ist wie diese segmentiert. Von den 34 Segmenten bilden die Segmente 9–11 im Sommer das zur Kokonbildung notwendige „Clitellum", die letzten 7 den hinteren Saugnapf. Sie werden von äußeren Ringen (den „Annuli") sekundär überlagert, von denen es bis zu 5 pro Segment gibt, insgesamt 105. Diese Ringe stellen in der Art einer Ziehharmonika Hautreserven für die Volumenzunahme bei der Nahrungsaufnahme dar und dienen außerdem der Fortbewegung.

Von außen ist die innere Segmentierung nur durch das wiederkehrende und individuell verschieden gestaltete, orangerot-olivgrün-schwarze Rückenmuster bei Hirudo verbana sowie Hirudo medicinalis (*Abb. 3.1a*) erkennbar. Innen zeigt sich die Segmentierung z. B. in den Anordnungen der 32 Ganglienknoten, der Exkretionsblasen, der Nephridien sowie der Samenblasen (*Abb. 3.2*).

Das einfache Grundmuster der Egel ist in seinen Einzelheiten überraschend komplex. So ist das Sinnessystem, von dem der Erfolg bei der Beutesuche, die Ortung von Feinden und die allgemeine Orientierung abhängt, überdurchschnittlich ausgeprägt und differenziert (s. S. 21 ff., 25 ff.).

Das Vorderende ist mit seinen Haft-, Beiß-, Sekretions-, Saug- und sogar Schreitfunktionen, seinen Geschmacks und Temperatursinnen, den Augen sowie dem Unterschlundganglion früher Höhepunkt einer zunehmenden Kopfbildung in der Evolution.

Die Haut muss sehr vielfältigen Anforderungen gerecht werden, die kräftige Muskulatur schließlich dient u.a. dem „Kampf" gegen die Gefahr, abgestreift zu werden und erlaubt ausdauernde Schwimm-, Schreit- und Atembewegungen (s. S. 23 ff.).

3.4 Die Mundregion und ihre Funktionen

Die Mundregion mit ihren Funktionen bildet die zentralen Faktoren bei der Behandlung. Um die richtige Stelle für das Zubeißen zu finden, tastet der Blutegel die Haut des Opfers ab. Mit seinen hochempfindlichen Chemo-, Thermo- und Berührungsrezeptoren besonders an der Oberlippe untersucht er die Haut nach den gewünschten Eigenschaften. Schmeckt sie z. B. nach Blut, Glucose oder auch Schweiß, beträgt die Temperatur zwischen 35 und 40 Grad Celsius und lassen gar pulsierende Bewegungen auf die Nähe einer Schlagader schließen, so ist ein idealer Ort gefunden.

Der Saugnapf des Mundes besteht aus einer Mundhöhle (*Abb. 3.3a*) und – durch ein Velum (Hautblende) abgetrennt – einer darauf folgenden zweiten Höhle, die die Kiefer trägt. Beide können sowohl nach innen gezogen als auch nach außen gestülpt werden, wobei die Luft aus den Hohlräumen verdrängt und die Kiefer auf die Haut aufgelegt werden. Schon während die Kiefer zu sägen beginnen, kontrahieren und dilatieren die Hohlräume inkl. Pharynx rhythmisch, was man insbesondere in der Endphase von außen gut oberhalb der festgesaugten Mundscheibe verfolgen kann. Durch diese Pumpbewegung wird das Blut eingesaugt. Dorsal ist der Radius der Mundscheibe zur Formung einer Oberlippe verbreitert, die Geschmacksrezeptoren trägt. Die durch einen von der Haftscheibe sezernierten „Klebstoff" und die pharyngeale „Vakuumpumpe" bedingte Leistungsfähigkeit des vorderen Saugnapfes beträgt immerhin 0,2 Atmosphären. So gibt es kaum eine Oberfläche, an der sie sich nicht festheften können: z. B. Sand- oder Glaspapier aller Körnungen, Klett, grobe oder feine Draht- oder Kunststoffgeflechte, Textilien oder auch mit Vaseline beschichtete, senkrecht stehende Oberflächen stellen kaum Probleme beim Hinaufklettern dar.

Blutegel können sich beim Biss so stark anheften, dass man sie kaum abreißen kann, was wegen der damit verbundenen Infektionsgefahr (s.u.) ohnedies unterlassen werden sollte. Mit solchen Fähigkeiten ausgerüstet kann ein Blutegel beim Beutemachen nicht so leicht von den unterschiedlichsten Hautbedeckungen abgestreift werden. Beim forcierten Abreißen oder Abstreifen andererseits wird der Blutegel mehr oder weniger stark gequetscht mit der Folge, dass sich der Mageninhalt einschließlich des „Blutegelbakteriums" Aeromonas auf die Wunde ergießt, was zu einer Wundinfektion führen kann. Dass die Entzündung dadurch verursacht wird, dass

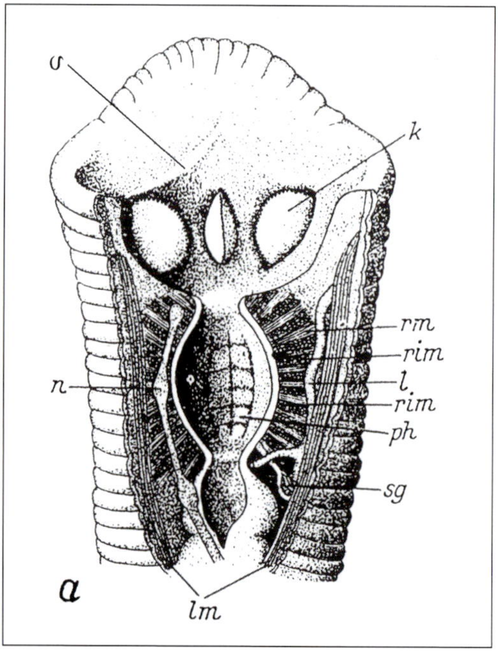

Abb. 3.3a Schnitt durch den Mundsaugnapf des Blutegels.

k Kiefer,
lm Längsmuskeln,
l Lakune,
ph Pharynx,
rim Ringmuskeln,
rm Radiärmuskeln,
n Nervensystem,
sg Speichelgänge,
v Velum

ganze Zahnleisten vom Egel abgerissen werden, erscheint kaum möglich; vorstellbar wäre, dass einzelne Kalkzähnchen in der Bisswunde zurückbleiben.

Wie *Abb. 3.3a* zeigt, sind die 3 Kiefer im Mundsaugnapf des medizinischen Blutegels so angeordnet, dass sie untereinander einen Winkel von jeweils 120° bilden. In *Abb. 3.3b* schauen wir auf oder besser in einen an einer Glasscheibe angehefteten Saugnapf. Die orangegelben, linsenförmigen Zonen sind Lippenspalten, in denen sich die aus verhärteter Muskelmasse bestehenden Kiefer befinden. Wir sehen senkrecht auf die Schneiden dieses Kiefers, wie er in *Abb. 3.3c* in einer Seitenansicht dargestellt ist. Am oberen Rand finden sich 60 bis 100 in einer Reihe eingelagerte Kalkzähnchen. Beim genaueren Hinsehen – siehe die rasterelektronenmikroskopische Aufnahme in *Abb. 3.3d* – fällt auf, dass Öffnungen zwischen den Kalkzähnchen liegen [31], durch die die Saliva, der Blutegelspeichel, austreten kann. Diese Sekrete werden in diskreten, verstreut liegenden Drüsenzellen gebildet, die nicht zu einer Drüse zusammengeschlossen sind. Die zwischen zwei Zähnchen nach außen weisende Öffnung ist die Endpore eines Zentralkanals, der von den Ausführgängen der Drüsenzellen gebildet wird und die Zahnleiste durchquert. Diese wird durch ein Zusammenspiel antagonistischer Muskeln an der Basis – vom Sägeprinzip her ähnlich einer Kreissäge – halbkreisförmig hin- und herbewegt, wobei die durch die Biegung relativ kleine Angriffsfläche des halblinsenförmigen Gebildes immer tiefer in die Haut eindringt. Dieses sukzessive Eindringen bedarf erstens einer geringeren Kraftanstrengung, als dies z. B. bei einer linearen Anordnung der Kalkzähnchen nötig wäre, zweitens ist zu vermuten, dass hierdurch eine geringere Reizung beim Opfer zu spüren ist: der Biss und damit der vielleicht ungebetene Gast werden nicht so leicht bemerkt. Parallel zum tieferen Eindringen wird zwischen den Zähnen der Speichel in die Wunde abgegeben, der möglicherweise eine anästhesierende Substanz enthält (andere Substanzen s. Kap. 9: Zur Biochemie der Blutegelsekrete, S. 93). Die pharmazeutisch wirksamen Substanzen werden mit dieser Mechanik wie mit Mikropipetten äußerst effizient eingesetzt. Kein mikrochirurgisches Gerät erbringt eine solch komplexe Leistung und hohe Präzision, ganz abgesehen vom Zusammenspiel der passgenau miteinander „verzahnten" Wirkungsspektren der Saliva-Substanzen.

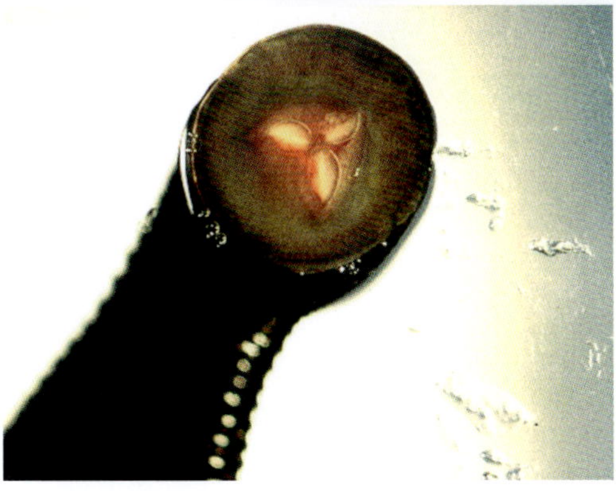

Abb. 3.3b Saugnapf mit kontrahiertem Pharynx (geringelt): Der an eine erwärmte Glasscheibe geheftete Saugnapf hat jegliche Luft aus dem Vorhof herausgepresst. Durch rhythmische Kontraktionen wird zum Ansaugen des Blutes ein Unterdruck erzeugt. Gleichzeitig sägen sich die in dieser Aufsicht gelben Kieferleisten durch die Haut, wobei pharmazeutisch wirksame Substanzen abgegeben werden. Zentral, im gedachten Schnittpunkt der Zahnleisten, öffnet sich der in dieser Phase fest geschlossene Schlund.

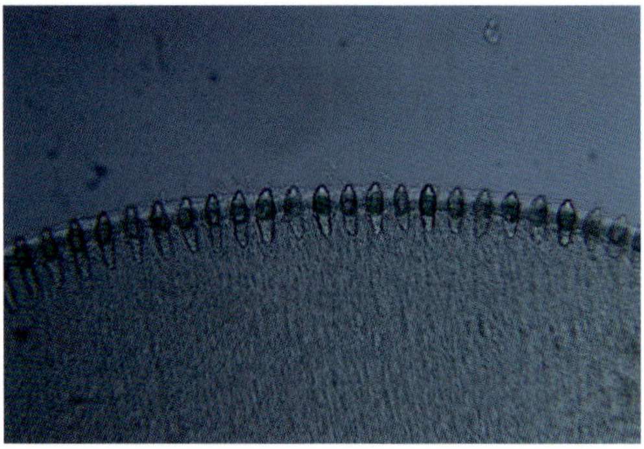

Abb. 3.3c Abschnitt einer Zahnleiste: ca. $^{1}/_{3}$ bis $^{1}/_{4}$ einer Zahnleiste, die bis zu ca. 80 Kalkzähnchen tragen kann. Der untere Bildrand entspricht ca. 1,5 mm. In der verhärteten Muskelmasse im unteren Bildbereich lassen sich die Ausführgänge der ca. 5–10 mm entfernt liegenden Drüsenzellen als Streifung erahnen. Diese Konstruktion stellt ein mikrochirurgisch-biochemisches Präzisionsinstrument dar.

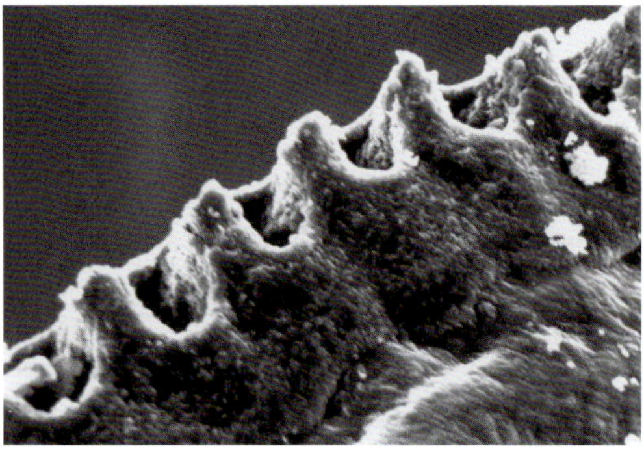

Abb. 3.3d Ausschnitt aus Zahnleiste, deutlich sind hier Öffnungen zwischen den Zähnchen zu erkennen, die wahrscheinlich die Austrittspforten für die Speichelsubstanzen bilden.

Der Pharynx (Schlund) verbindet die Mundhöhle mit dem Ösophagus (Speiseröhre). Er besteht aus einem muskulösen Mantel (*Abb. 3.3a*) aus Ring-, Längs- und Radiärmuskulatur. Hier findet sich die höchste Konzentration von verschiedenartigen Muskeln im Egel. Die Zusammenarbeit dieser Muskelgruppen verursacht die rhythmische Pharynxaktivität, wie sie beim Saugen von Blut entsteht. In der ersten (Saug-)Phase erweitert sich der Pharynx durch die Tätigkeit der Radiärmuskeln aktiv, in der zweiten (Transport-)Phase kontrahiert sich der Pharynx durch die Tätigkeit der Ringmuskeln aktiv. Die Pharynxperistaltik beginnt mit einer Frequenz von ca. 2,4 Hertz und verlangsamt sich auf ca. 1,2 Hertz und weniger gegen Ende der Nahrungsaufnahme [18]. Gelegentlich beobachtet man ein „Einschlafen" der Egel beim Saugen. Leichte, massierende Striche am Kopf-Schlund-Bereich können hilfreich wirken. Nach ca. 20–60 Minuten lässt der Egel in der Regel von seinem „Opfer" ab, dieses „natürliche Ende" sollte man abwarten. Dann löst sich der Biss, und das Tier lässt sich einfach fallen. Jetzt sollten Tücher, Zellstoff etc. sowie ein gut verschließbares, zu $^{2}/_{3}$ mit Wasser (gut geeignet ist Aqua dest. + 1g Meersalz/1l Wasser) gefülltes Gefäß für den nun bis zum 10-fachen seiner ursprünglichen Körpergröße prall gefüllten Egel zur Hand sein. In Einzelfällen kann das Saugen bis zu zwei Stunden in Anspruch nehmen – er scheint „eingeschlafen" zu sein. Dann löst man am besten zunächst den hinteren Saugnapf und vermittelt dem Egel das Gefühl, dass er gleich abfällt. Meist öffnet er dann auch den Mundsaugnapf. Falls er das dennoch nicht tut, kann man den Saugnapf mit einem flachen Spatel (oder auch dem latexbehandschuhten Fingernagel) vorsichtig lösen.

3.5 Haut, Muskeln, Nerven, Sinne

Die Haut der Blutegel hat einige bemerkenswerte Eigenschaften. Als Schnittstelle zur Außenwelt mit den besonderen Anforderungen des Blutegellebens

- ist sie extrem dehnbar,
- ist sie zur Atmung befähigt,
- ist sie Barriere gegen schädliche Substanzen und Infektionen,
- dient sie der Osmoregulation sowie dem Stoffaustausch,
- funktioniert sie wie ein einziges, kompliziert gebautes Sinnesorgan,
- kann sie mechanischen Attacken entgegenwirken,
- kann ihre Außenschicht (Cuticula) abgestreift werden,
- ist sie pigmentiert und dient der Tarnung,
- dient sie der Arterkennung,
- kann sie Austrocknung entgegen wirken und schützt bei Überwinterung/Sommerruhe.

Die gesamte Körperoberfläche von Hirudo sowie Mundraum, Zahnleisten und Pharynx sind von einem wenigstens teilweise kutikularisierten Epithel bedeckt. Die Epithelzellen sind fest miteinander verkoppelt. Dadurch können die Zellkontakte den enormen Dehnungen bei und nach einer Nahrungsaufnahme standhalten, wenn die im leeren Zustand in der Art einer Ziehharmonika zusammengefaltete Haut bei der Volumenzunahme die Grenze ihrer Kapazität erreicht hat.

Die Epidermis ist bedeckt mit einem mit Poren versehenen Kollagengeflecht, der eine Cuticula aufliegt, die etwa alle 3–10 Tage mittels peristaltischer Bewegungen als Ganzes abgestreift werden kann. Dieser Grundrhythmus wird jedoch von der Temperatur, der Wasserbeschaffenheit und dem Ernährungszustand der Egel beeinflusst. Man kann die Häute im Wasser als weiße Schleier schweben, an Pflanzen hängend oder als weiße Ringe am Boden liegen sehen. Mit abgestreift wird auch der der fibrillären Cuticula aufliegende, insbesondere aus Mukopolysacchariden bestehende Schleimfilm. Bakterien aus der Wasserflora, die sich sonst auf der Epidermis direkt abgelagert hätten, werden von dieser Doppelschicht abgefangen und bei jeder Häutung mit abgestreift. Die Häutung ist damit eine natürliche Hilfe bei der therapeutischen Hygiene, die beachtet und entsprechend unterstützt werden sollte. Beim Wasserwechsel in Haltungsgefäßen sollten die Häute daher möglichst komplett mit entsorgt werden. Wenn die Häutung misslingt, kann das zu erheblichen Schädigungen der Egel bis hin zum Tode führen. Sie haben dann oft tiefe Einschnürungen, die zur Verletzung der Epidermis und zur Anreicherung von Bakterien unter dem zäh werden Cuticularing führen können. Oft zeigen die wieder gesundeten Egel ringförmige Narben an den entsprechenden Stellen. Die Häutung sollte deshalb z. B. durch raue, scharfkantige Steine und durch möglichst hartblättrige Pflanzen in den Behältnissen erleichtert werden; mitunter kann man auch mit den Fingern nachhelfen. In früheren Zeiten wurden hierzu Rosshaarbüschel verwendet, die in das Wasser gelegt wurden.

Atmung und Gasaustausch des Tieres erfolgen fast vollständig über die Haut und ein kapillares Netzwerk in der Cuticula. Sie reguliert darüber hinaus den Ein- bzw. Ausstrom von Wasser sowie in der Funktion eines Exkretionsorgans den Austausch von

Ionen und Salzen [40]. Neben dem passiven Transport mit einem Konzentrationsgradienten ist auch ein aktiver Transport gegen einen Konzentrationsgradienten möglich. Diese mit der Exkretion über die Nephridien gekoppelten osmoregulatorischen Leistungen sind von elementarer Bedeutung bei dem enorm wachsenden Konzentrationsgefälle zwischen innen und außen nach einer Nahrungsaufnahme, denn der Egel muss dem aufgenommenen Blut das Wasser entziehen und es nach außen befördern, zudem muss dem Einstrom von Wasser entgegen gewirkt werden. Deshalb ist eine entsprechend eingestellte Salzlösung als Lebensmedium bei der Haltung wichtig.

Der Innenraum mit dem aufgenommenen Blut muss darüber hinaus vor Angreifern aller Art geschützt werden. Von Bedeutung sind hierbei die unregelmäßig über die Haut verteilten einzelligen, mucopolysaccharidproduzierenden Schleimzellen. Nach Sawyer [39] hat der von ihnen produzierte Schleim eine ganze Reihe von Funktionen: er dient als Schutz vor Austrocknung, vor physischen Attacken und vor mikrobiellen Angreifern, er dient der Respiration, der Osmoregulation, der Überwinterung, der Sommerruhe und der Exkretion; spezielle Komponenten des Schleimes dienen der Arterkennung. Vermehrte Schleimabsonderung kann also darauf hindeuten, dass der Egel sich vor etwas schützen will. Das können die Toleranz verletzende, chemische Unzulänglichkeiten der Umgebung (z. B. pH-Wert, Ammonium, Wasserhärte), starke Temperaturschwankungen, Unruhe, Transportstress, lang anhaltende, grelle Sonnenbestrahlung, mikrobiologische Überfrachtung etc. sein. Das Phänomen kann auch nach Ende der Winterruhe auftreten. Die Schleimabsonderung selbst ist also im Allgemeinen nicht krankhaft, kann aber ggf. als Zeichen für Unzuträglichkeiten der Umgebung gedeutet werden, die zu beseitigen sind. Eine einfache Maßnahme wie Waschen der Egel in einem handwarmen, leichten Wasserstrahl sowie Wasseraustausch (1g Meersalz/1l Aqua dest.) beseitigt das Problem in den meisten Fällen.

In die Haut sind – über den Körper verteilt, jedoch mit einer Zentralisierung im Bereich des Kopfes – eine Vielzahl von Sinneszellen für die unterschiedlichsten Reizqualitäten eingebettet (s.u.). Die seltene Beute der Säugetiere trifft somit auf sehr „geschärfte" Sinne, ein Umstand, der insbesondere beim therapeutischen Umgang mit den Blutegeln beachtet werden muss, um sein Verhalten im eigenen Sinne beeinflussen zu können. Da die wahrgenommenen Reize in den Ganglienknoten miteinander in Beziehung gesetzt werden, lässt sich die Haut des Egels als ein einziges Sinnesorgan interpretieren [39].

In der Epidermis werden metamer angeordnete, ornamentartige Muster gebildet, die jedoch spätestens bei Lupenvergrößerung deutliche individuelle Unterschiede aufweisen. Die Pigmente sind zu einem großen Teil Produkte der Exkretion. Die farbigen Muster fügen sich gut in die Umgebungen am Teichboden bzw. zwischen Blättern an der Wasseroberfläche ein (*Abb. 3.4*) und verschaffen den Egeln so eine Tarnung gegenüber Fressfeinden und potenziellen Opfern. Diese Tarnung – sowie das Stillhalten – haben sie dringend nötig: bis zum 10-fachen ihres Körpergewichtes angefüllt mit Blut stellen sie einen beliebten und nahrhaften Leckerbissen dar. Vögel und Nager z. B. bedienen sich gern. Allerdings können die Egel den Spieß auch umdrehen und zu einer tödlichen Falle selbst für einen großen Prädatoren werden. Wenn dieser nämlich durch den Egel zunächst nur verletzt wird, so wird durch die ins Wasser abgegebenen Blutkomponenten zusätzlichen Scharen von hungrigen Egel-Mäulern der Weg gewiesen, die ihm schließlich den Garaus machen können.

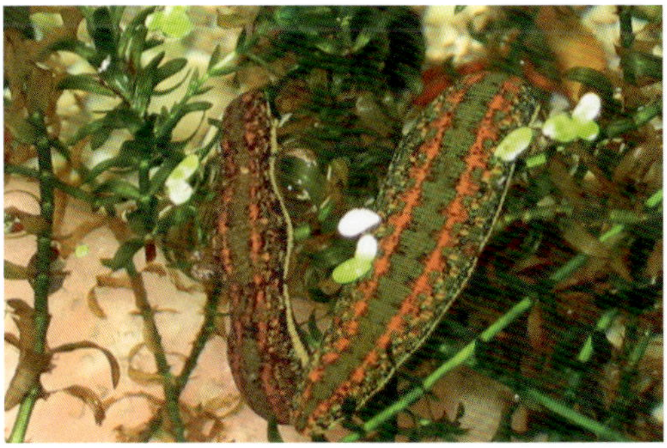

Abb. 3.4 Tarnung bei Hirudo verbana. Die individuell gemusterte Oberfläche erscheint bei oberflächlicher Betrachtung als orange-grüne Streifung und stellt eine effektive Tarnung sowohl gegenüber Fressfeinden als auch gegenüber potenziellen Opfern dar.

Die Farben olivgrün, rostbraun, orange und schwarz bilden auf dem Rücken ein regelmäßig unterbrochenes Streifenmuster, das bei Hirudo medicinalis ins Gelbrötliche, bei Hirudo verbana mehr zum Dunkelgrünlichen hin tendiert. Deutlich zu unterscheiden sind die beiden Arten an der Färbung der Bauchseite. Während sie bei Hirudo medicinalis unregelmäßig schwarzgrün gefleckt ist, ist die Bauchseite von Hirudo verbana homogen olivgrün mit zwei schwarzen Randstreifen (*Abb. 3.1b*).

Der Hautmuskelschlauch um den Pharynx herum (*Abb. 3.3a*) ist im Hinblick auf die zu erbringende Saug-Pump-Leistung besonders ausdifferenziert. Die durch Kalk-Inkrustierung verhärteten Kiefer stellen eine weitere Spezialisierung der Muskeln dar.

Der Hautmuskelschlauch besteht generell aus vier Lagen (*Abb. 3.5*):

1. parallel angeordnete Längsmuskeln,
2. zwei Lagen diagonal verlaufende Muskeln,
3. Quermuskeln,
4. Dorsoventralmuskulatur zur Abflachung des Körpers.

Die Anordnung der Muskeln ermöglicht vier verschiedene Grundbewegungsarten:

1. Die Bewegung auf festem Untergrund vollzieht sich durch abwechselndes Strecken und Zusammenziehen des gesamten Körpers. Beim Strecken nach vorne bleibt der große hintere Saugnapf festgeheftet, während der kleine vordere Suchbewegungen auf dem Substrat oder in der Luft macht. Die dabei zu Tage tretende Streckfähigkeit des Blutegels reicht bis zum Mehrfachen seiner Ruhelänge. Danach heftet sich der vordere Saugnapf fest und der hintere wird, dem Substrat flach anliegend, in Richtung Kopf nachgeschoben, wo er sich erneut festheftet.
2. Die zweite Möglichkeit der Fortbewegung erfolgt ebenfalls durch ein Festheften des vorderen Saugnapfes mit anschließendem Nachschieben des hinteren Saugnapfes. Allerdings kommt es hier in der Phase der Verkürzung zu einer Schleifenbildung, wodurch eine Bewegung in der Art einer Spannerraupe entsteht. Ein Blutegel bewegt sich immer vorwärts, daran ist das Vorderende leicht zu erkennen. Der Mundsaugnapf ist in der Bewegung sehr viel kleiner als der hintere Saugnapf, aber zugleich sehr viel ausdifferenzierter.
3. Beim Schwimmen vollführt Hirudo delfinähnliche, vertikale Schlängelbewegungen in Form von Sinusschwingungen. Der relativ lang gestreckte, abgeflachte Kör-

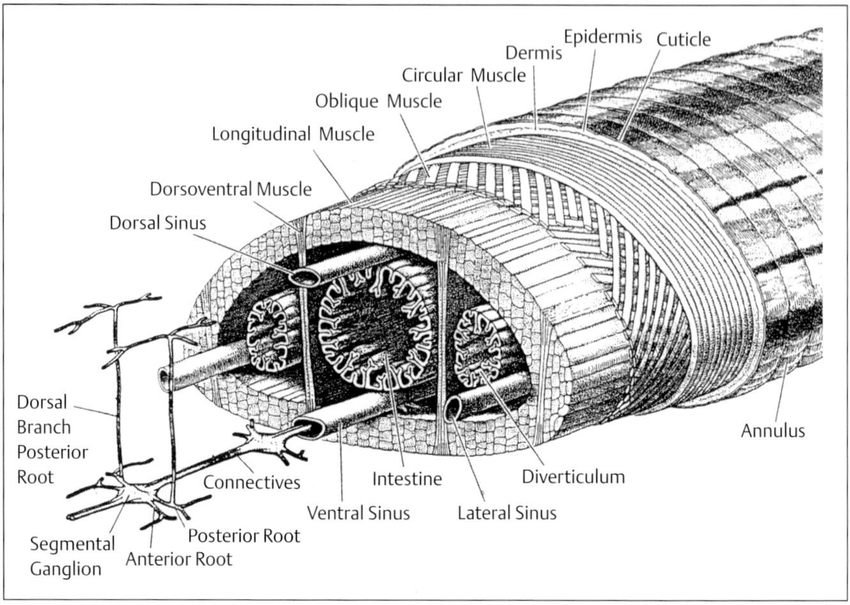

Abb. 3.5 **Blockdiagramm des Mittelbereichs eines Blutegels. Besonders auffällig ist der mächtige Hautmuskelschlauch aus Ring-/Längs-/Diagonal-/Quer- sowie Dorsoventralmuskulatur, der u.a. dazu dient, ein Abstreifen zu verhindern und ihm darüber hinaus eine extreme Verformbarkeit erlaubt. Letzteres ist nützlich, um sich in sattem Zustand vor Fressfeinden auch der eigenen Art in engen Spalten verkriechen zu können.**

per hat beim Schwimmen – ähnlich wie auch die horizontal orientierte Schwanzflosse eines Delfins – die Aufgabe, während des Rückschlages möglichst viel Wasser bei möglichst geringem Schwimmwiderstand zu verdrängen. Wie diese harmonischen Bewegungen gesteuert und koordiniert werden, ist Gegenstand vieler Untersuchungen [23, 39].

4. Bei Sauerstoffmangel fächeln die Egel das Wasser zu ihrem und an ihrem dann meist mit dem hinteren Saugnapf festgehefteten und flach ausgebreiteten Körper vorbei. Dabei wird eine peitschenartig auslaufende Schwingung mit dem Körper ausgeführt, die in der Frequenz moduliert werden kann. Damit soll erreicht werden, dass weniger verbrauchtes, sauerstoffreiches Wasser in die Umgebung gelangt. Man spricht von einer „undulierenden Ventilation".

Mit Hilfe der faltbaren Haut und des Hautmuskelschlauches kann sich der Blutegel stark verformen. Die Dorsoventralmuskulatur sorgt z. B. für eine ausgeprägte Fähigkeit zur Abflachung, um sich in engen Spalten verstecken zu können. Er kann sich – auch außerhalb des Wassers – sehr weit ausstrecken und dabei seinen gesamten Körper bis zum hinteren Saugnapf vom Substrat abheben, z. B. wenn er gleichsam „witternd" die Umgebung taxiert. Wenn er sich einmal zum Blutsaugen festgebissen hat, kann man den Körper durch Zug an seinem Hinterende zum Doppelten und Dreifachen dehnen, was eine außerordentliche Haltekraft und Deformierbarkeit des Saugnapfes zeigt.

Aufgrund der starken Verformungsfähigkeit der Blutegel sind die Behältnisse immer sorgfältig zu verschließen bzw. die Luftlöcher in Behältnissen klein zu halten. Auch durch kleine Spalten können Blutegel sonst schnell „entwischen".

Das vom Strickleiternervensystem der Regenwürmer abgeleitete Nervensystem der Hirudineen besteht aus dem Zerebralganglion, einer Bauchganglienkette aus 21 Ganglienpaaren mit je ca. 200 Neuronenpaaren und einem Ganglion der hinteren Haftscheibe. Die in den verschiedenen Rezeptoren wahrgenommenen Reize werden in den segmental angeordneten 21 Ganglien, dem großen, aus vier verschmolzenen Ganglien bestehenden Unterschlundganglion im Bereich des Pharynx und in dem aus sieben verschmolzenen Ganglien bestehenden Kaudalganglion integriert und zentralisiert.

Die großen Blutegelneuronen sind wie das gesamte zentrale Nervensystem außerordentlich gut erforscht und dienen als Modelle für die Nervenleistungen höherer Tiere. Auf relativ einfache Weise kann hier das biochemische Verhalten in und zwischen den Zellen zu dem äußeren Verhalten in Beziehung gesetzt werden, wobei die biochemischen Abläufe, Strukturen, Zelltypen, Transmitter etc. z. T. mit denen der Säugetiere inkl. denen des Menschen nahezu identisch sind. Serotonin ist in den größten Blutegelneuronen, den Retzius-Zellen, zu finden und steht mit dem Nahrungserwerb im Zusammenhang. Ein erhöhter Serotoninspiegel verursacht bei Egeln eine größere Aufnahmemenge von Nahrung (bis zu 1/3 mehr), erhöhte Bissfreudigkeit, macht die Körperwände weich, verursacht Speichelproduktion sowie eine reduzierte Latenzzeit, um nach einer Ruhephase auf ein Erregungszentrum (Beute) zuzuschwimmen [29]. Aufsehen erregten die Blutegelneuronen mit ihrer Fähigkeit, einfache „Rechenaufgaben lösen" zu können. Dabei wurde ein Computer zwischen zwei lebende Blutegelneuronen geschaltet, die über diesen Computer miteinander kommunizieren sollten. Gab man als Input für das eine Neuron eine Additionsaufgabe, so wurde als Output zum zweiten Neuron hin die Lösung geliefert. Diese Fähigkeit beruht vor allem auf der Modulation und Weiterleitung von elektrischen Impulsen in Form von Aktionspotenzialen, wie sie z. B. bei der Regulation des Blutdrucks über den Herzschlag der Egel auftreten [8, 13].[5]

Fünf Paar in die Haut eingelagerte „Pigmentbecherocellen" dienen als Augen dazu, vor allem bewegte Schatten wahrzunehmen. Sie liegen im dorsalen Kopfbereich. Die Zellen der Pigmentbecherocellen tragen einen Mikrovillisaum und eine zentrale, durchsichtige Vakuole. Diese lichtdurchlässigen Zellen sind in ihrer Gesamtheit von dem schwarzen Pigmentbecher umgeben. Durch diese Anordnung können Einfallswinkel sowie Bewegungen im Umfeld in Form von Schatten wahrgenommen werden. Man kann sich von dieser Fähigkeit leicht überzeugen, indem man mit der Hand einen Schatten auf den Kopf eines im Wasser ruhenden Blutegels fallen lässt. Binnen kurzem reagieren die Tiere meist mit Bewegungen auf diesen Reiz.

Im Mundbereich, besonders an der Oberlippe, finden sich neben den Thermorezeptoren zwei Typen von Sensillen, die jeweils Chemorezeptoren für unterschiedliche Substanzklassen darstellen [11]. Nach eigenen Beobachtungen verursachen aber

[5] Damit soll die Möglichkeit entwickelt werden, Chimären zwischen technisch-digitalen und biologischen Informationsträgern (Neurochips) herzustellen, um sich die technisch kaum erreichbare Komplexität und Leistungsfähigkeit neuronaler Netzwerke zu Nutze zu machen.

auch manche Substanzen, die nur mit der Rückenhaut der Tiere in Kontakt gebracht wurden, u.U. ebenfalls spontane Abwehrreaktionen. („Legt" man z. B. Zigarettenrauch – der im Mundbereich des Egels appliziert phobische Reaktionen auslöst – auf den Rücken eines Egels, dessen Kopf mit den Chemosensoren aber im Wasser ist, zieht er sich meist sofort ins Wasser zurück.) Das könnte bedeuten, dass die Verteilung der Chemorezeptoren die Blutegel zu einer Art „schwimmender Zunge" machen, die damit ein weiteres Instrument zur Grobortung der Beute hätten.

Die über den Körper verteilten Sinnesknospen der Annuli bestehen aus Zellen zur Rezeption von Berührungen, von Wasserbewegungen und von Schmerz (nozizeptive Tangorezeptoren) sowie aus Lichtrezeptoren und stehen mit den segmentalen Ganglienknoten, in denen die Reizintegration stattfindet, in Verbindung. Die Lage der Sinnesorgane auf dem First der Ringe ermöglicht es dem Egel, auch in extrem kontrahiertem Zustand Reize wahrnehmen zu können. Durch diese Position können auch kleine Fehlinformationen weitergeleitet werden, die bei der Faltung der Haut durch Scherung der Tastsensoren innerhalb der Falten entstehen könnten.

Beim Fang der Tiere macht man sich besonders deren „Bewegungsmelder", die Strömungsrezeptoren, zu Nutze. Schlägt man z. B. mit einem Stock oder einer Hand mehrfach auf die Wasserfläche, so bewegen sich die Blutegel konzentrisch – manchmal aus relativ großer Ferne (mehrere Meter) – präzise auf diesen Ort zu. Sie besetzen in Kürze den (ggf. als Beute willkommenen) Ruhestörer, ohne allerdings sofort zu beißen, denn zuerst kommt eine Phase des Begutachtens und Suchens. Nicht jedes bewegte Objekt wird gebissen, und je nach Alter des Egels müssen bestimmte Voraussetzungen für seine „Genießbarkeit" erfüllt sein. Jungen Egeln „genügen" z. B. die der Umgebungstemperatur angepassten Oberflächen wechselwarmer Tiere, um zuzubeißen, ältere bevorzugen die höheren Temperaturen der Säuger.

Der Kopf, an dem sich Tastsensoren, Chemorezeptoren und Thermorezeptoren finden, ist gleichermaßen – das ist einzigartig im Tierreich – Schreitorgan und Ort der Nahrungsaufnahme, er dient als Fuß und als ein äußerst effizientes Haftorgan. Das ist eine sehr nützliche Konstruktion für ein Lebewesen, das auf schnelle Nahrungsaufnahme angewiesen ist: Bräuchte der Egel zu lange, um zuzubeißen, könnte das Opfer das Wasser schon wieder verlassen haben, bevor der Egel so weit wäre. Aber wegen dieser seiner Organannordnung kann er in genau dem Moment zubeißen und sich festheften, in dem seine Sensoren eine geeignete Stelle ausgemacht haben. Aus evolutionsbiologischer Sicht zeigt sich hier das Phänomen der „Cephalisation", der zunehmenden Kopfbildung unter Einschluss eines zentralen Nervensystems.

Blutegel sind demnach aufgrund ihrer differenzierten Wahrnehmungssysteme sehr sensibel. Fehler bei der Haltung können sich ebenso negativ auswirken wie Wetterumschwünge, krasse Temperatur- und Lichtveränderungen sowie chemische Unzuträglichkeiten. Das Ansetzen am Patienten sollte in Ruhe geschehen. Große Nervosität des Therapeuten oder Patienten können den Biss verhindern. Ebenso sollte der Behandler vermeiden, das Tier mit der Hand (oder etwa einer Pinzette) zu grob anzufassen, wie dies Anfänger oft tun, die damit eine etwaige Flucht verhindern oder das Anbeißen an einem bestimmten Ort erzwingen wollen. Die so gereizten Schmerzrezeptoren lösen dann gerade die Fluchtreaktion aus, die man vermeiden wollte. Besonders sollten Berührungen im Bereich der Oberlippe und des Kopfes – an dessen Oberseite die 5 Augenpaare liegen – vermieden werden. Es ist besser, das Tier mindestens 2 cm unterhalb des Kopfes anzufassen und es durch eine geeignete Reizung zum Biss an der gewünschten Stelle zu „verleiten". Hierzu kann ein Tropfen Glucoselösung dienen, ein durch Anritzen der Haut erzeugter Tropfen Blut, Erhöhung der Temperatur mittels Reiben mit einem feuchtwarmen Frotteetuch und anderes mehr. Auch Schweineschmalz soll hilfreich sein. Umgekehrt kann alleine der Geruch fast jeden ätherischen Öles Abwehrreaktionen sowie das Loslassen bewirken. Bringt man z. B. mit einem Glasstab einen Tropfen Teebaumöl in die Nähe der mit den Geruchs- bzw. Geschmacksrezeptoren besetzten Oberlippe, so lässt das Tier in der Regel sofort los. Ein zu starker Reiz kann aber das unerwünschte Erbrechen und damit eine Verunreinigung der Wunde mit Aeromonas verursachen. Die künftige Bissstelle darf nicht mit parfümierten Seifen, sondern nur mit Wasser und evtl. Kernseife vorgereinigt werden. Nikotinausdünstungen können ebenso das Anbeißen verhindern wie Alkohol- oder Knoblauchgeruch (es sind eben „Vampire"). Die große Sensibilität des Geschmacksareals erfährt man unmittelbar, wenn man einen Tropfen Parfum vor den Kopf des Egels bringt: bei Berührung lässt er nicht nur sofort los, sondern windet sich wie im Schmerz, wobei sich die Kopfregion oft zitternd so weit nach hinten biegen kann, bis auch der hintere Saugnapf loslässt.

Dass ein Egel einmal nicht beißt, muss nichts damit zu tun haben, dass er etwa satt ist (Züchtereien bringen im Allgemeinen nur hungrige Blutegel in Umlauf). Diese Unlust kann z. B. Folge störender Geruchsfaktoren (Parfum, Nikotin etc.) oder schlichter Inappetenz sein (wie im Sommer, wenn Blutegel primär auf Fortpflanzung ausgerichtet sind). Dann sollte und kann man ihn nicht zu seinem Glück zwingen und es eher mit einem anderen versuchen.

Einige wenige Salzkristalle können zum Ablösen hilfreich sein, wenn sie in die ausgeschiedene Feuchtigkeit in der Nähe des Kopfes gebracht werden, zu viele können allerdings auch Erbrechen auslösen. Eine reizarme Haltung in Ruhe und Dunkelheit bei kühler Umgebung hat sich als nützlich erwiesen, um die Beißfreudigkeit zu erhalten bzw. zu steigern. Dadurch werden offenbar die Sinne beruhigt, die dann umso intensiver reagieren und das „Beuteverhalten" in Gang setzen, wenn die adäquaten, auslösenden Reize (Chemie, Temperatur, Licht) in Form eines „passenden Opfers" gesetzt werden.

3.6 Verhalten, Lebensraum und Haltung

Für eine erfolgreiche Haltung des medizinischen Blutegels und seinen Einsatz ist es angezeigt, ein gutes Gefühl für die Tiere zu entwickeln. Es ist ebenso wenig sinnvoll, Blutegel bei der Behandlung z. B. mit einer Pinzette anzufassen, wie es falsch ist, sie bei der Haltung als „medizinisches Gerät" abzutun. Es genügt nicht, die Tiere „gerade so" am Leben zu erhalten, um einen optimalen Behandlungseffekt mit möglichst geringen Nebenwirkungen zu erzielen. Vitalität, Menge und Zusammensetzung der Saliva, eine geringe Belastung mit Bakterien etc. sind Faktoren, die auch von einer adäquaten Haltung bzw. Vorbereitung abhängen. Die Bedürfnisse der Tiere und die Notwendigkeiten beim medizinischen Einsatz müssen in Übereinstimmung gebracht werden. Alle unsere Erfahrungen bei der Zucht haben gezeigt, dass dies am besten gelingt, wenn es den Tieren objektiv gut geht. Voraussetzung für den richtigen Umgang und die richtige Haltung für die Praxis ist das Wissen um eine artgerechte Haltung.

Aufgrund der Übernutzung insbesondere im 19. Jahrhundert und zusätzlich der Umweltverschmutzung sind die Lebensräume für Blutegel verhältnismäßig selten geworden, so dass in Mitteleuropa medizinische Blutegel nur noch sporadisch in freier Natur vorkommen.

„Ideale" Biotope sind abseits gelegene, eutrophe, ruhige und flache Teiche von ca. 1–1¹/₂ m Tiefe mit lehmig-moorigem Untergrund, wie sie z. B. in Flussauen zu finden sind. Die Beschaffenheit der Uferzone, ihr Profil und ihr Bewuchs, ihre mineralische Zusammensetzung und die darin lebende Tierwelt sind von entscheidender Bedeutung für die Fortpflanzung, denn hier erfolgt die Kokonablage mit den etwa 10 bis 30

Eiern. Die Ablage der Kokons (*Abb. 3.6*) in Uferbereichen, in denen sie sowohl vor dem Austrocknen wie auch vor dem Ertrinken geschützt sind, kann als eine frühe Art der „Brutfürsorge" gedeutet werden [25]. Die geschlüpften Jungegel leben zunächst von Dottermasse im Kokon, in den sie anfangs sogar noch eine Zeitlang durch die Ausschlupflöcher zurückkehren können. Ihre Beute sind zunächst Organismen des Benthos und Planktons, dann Amphibien und schließlich Säugetiere.

Wichtig sind außerdem viele schattige Rückzugs- und Jagdmöglichkeiten. Da hungrige Egel ihr Revier bevorzugt von der Wasseroberfläche aus beobachten, sind Schwimmblätter bzw. ein starker submerser Pflanzenbestand, an dessen Stängel und Blätter sie sich anheften können, von Bedeutung. Bei der Jagd werden vor allem mit Hilfe der Strömungsrezeptoren Wellenbewegungen geortet und/oder mit den 5 einfach gebauten Augenpaaren bewegte Schatten registriert.

Da die Egel sich mehrmals im Monat häuten (alle 3–10 Tage), brauchen sie zum Abstreifen der cuticularen Häute hartblättrige Pflanzen wie etwa Elodea canadiensis (kanadische Wasserpest) oder andere geeignete Oberflächen wie Äste oder Steine im Bodenbereich des Teiches. Eine misslungene Häutung kann zu scharfen und lebensgefährlichen Einschnürungen oder gar Einschnitten führen, weil sich die zäh werdende, alte Cuticula ringförmig wie ein Gürtel um den Körper zusammenzieht. Wenn dieser Vorgang noch nicht zu weit fortgeschritten ist, kann man ihn vorsichtig mithilfe der Fingernägel zu Ende bringen. Oft zeigt sich jedoch, dass die Einschnürung (die auch eine andere Ursache haben kann) infolge einer tiefgreifenden

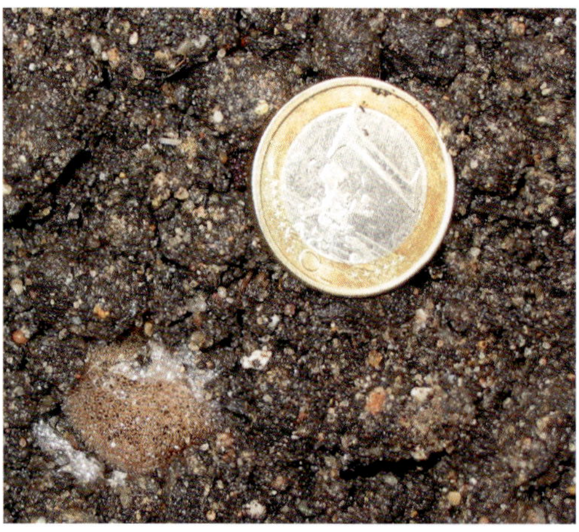

Abb. 3.6 Kokon, frisch gebildet, im Uferbereich eines Blutegel-Zuchtteiches. Das ursprünglich weiße Eiweiß, das der Blutegel unter schlagenden Bewegungen über den Kopf abgestreift hat, ist zu der gelbbraunen, schwammartigen Hohlform erstarrt. Darin befinden sich 10–30 Eier, die in einigen Wochen zu fertig ausgebildeten Jungegeln heranreifen.

Narbenbildung chronisch geworden ist. Das muss nicht zwangsläufig den Tod der Tiere zur Folge haben. Auch mit regelrechten „Wespentaillen" können Tiere wenigstens eine Zeitlang überleben, meist ist jedoch die Schwimmfähigkeit eingeschränkt, die Tiere „taumeln" dann durchs Wasser. Je nachdem, wie weit das Nervensystem betroffen ist, können auch Lähmungserscheinungen auftreten, wobei der Teil bis zur Einschnürung relativ intakt ist. Der jenseitige Abschnitt, anscheinend meist zum Hinterende hin gelegen, kann dagegen vollständig gelähmt sein. Solche schwerwiegenden Verletzungen führen allerdings bald zum Tod, zumal auch die Verdauungstätigkeit alleine durch die physische Einengung extrem reduziert sein kann. Mittelschwere Erkrankungen „behandelt" man am effizientesten, indem man die Tiere in einer geeigneten Umgebung einfach in Ruhe lässt. Dann können sie – auch wegen ihrer hohen Regenerationsfähigkeit – manchmal fast vollständig gesunden. Übrigens scheint Ruhe als therapeutisches Mittel bei fast allen Erkrankungen der Blutegel eine zentrale Rolle zu spielen.

Für Ernährung und Fortpflanzung der Egel sollte der ideale Teich z. B. diverse Amphibien und Fische beherbergen und als Wasserstelle für warmblütige Landwirbeltiere dienen. Hohe organische Befrachtungen selbst stellen weniger ein Problem für Blutegel dar, wohl aber (z. B. die eigenen) Exkretionsprodukte wie Ammonium und daraus gebildetes Nitrit wie auch Schwermetalle und andere Umweltgifte. Infolge der hohen Empfindlichkeit gegenüber Schwermetallen kann das Vermeidungsverhalten von Hirudo als Indikator für Wasserbelastungen eingesetzt werden [36]. Auch auf Desinfektionsmittel reagieren sie sehr empfindlich, z. B. können schon sehr geringe Mengen von Chlor zum Tod führen. Der pH-Wert sollte unter 7 liegen, das Wasser möglichst weich sein. Ist der Sauerstoffgehalt des Wassers zu gering, können die Tiere auch an der freien Luft über die Körperoberfläche atmen.

In Haltungsgefäßen positionieren sie sich dann (ebenso wie bei Hunger) so an der Wasseroberfläche, dass der vordere (obere) Saugnapf über, der hintere unter der Wasseroberfläche liegt. Auch ein suchendes Umherkriechen an der Wand oder Festheften ganz über der Wasseroberfläche kann vorkommen. Häufig heften sie sich auch an einer horizontalen Fläche (Gefäßdeckel) für Stunden von unten fest. Dabei liegen die beiden Saugnäpfe mehr oder weniger eng zusammen, so dass der Körper eine hängende Schleife oder eine Art Hängematte bildet. Ob die Egel hierbei Energie verbrauchen (Vakuumpumpe der Saugnäpfe bzw. des Pharynx) oder ob eine reine Adhäsionswirkung (auch durch einen sezernierten „Klebstoff") vorliegt, ist nicht bekannt; allerdings scheint es fast, als würden sie bei diesem „Abhängen" entspannen.

Gesteigerte Schwimmaktivität wird, neben dem Anschwimmen zu einer Beute hin, u.a. sowohl bei Veränderungen des Sauerstoffgehaltes des Wassers wie auch bei Temperaturveränderungen beobachtet. Früher nahm man an, dass Luftdrucksenkungen vor einem Wetterumschwung eine gesteigerte Schwimmaktivität zur Folge haben. So wurden Egel als „lebende Barometer" angepriesen und z. B. in Form des „Merryweather barometers" (*Abb. 3.7*) auf der so genannten „Großen Ausstellung der Industriellen Werke aller Nationen" 1851 in London als „Sturmwarner" angeboten. Diese Fähigkeit ließ sich allerdings – leider – bisher nicht bestätigen [12]. Dennoch berichten Blutegelanwender, dass die Tiere manchmal vor und bei Gewittern deutlich aktiver werden, was auch mit den Beobachtungen in unseren Teichanlagen übereinstimmt; das letzte Wort über dieses Vermögen der Tiere scheint demnach noch nicht gesprochen zu sein.

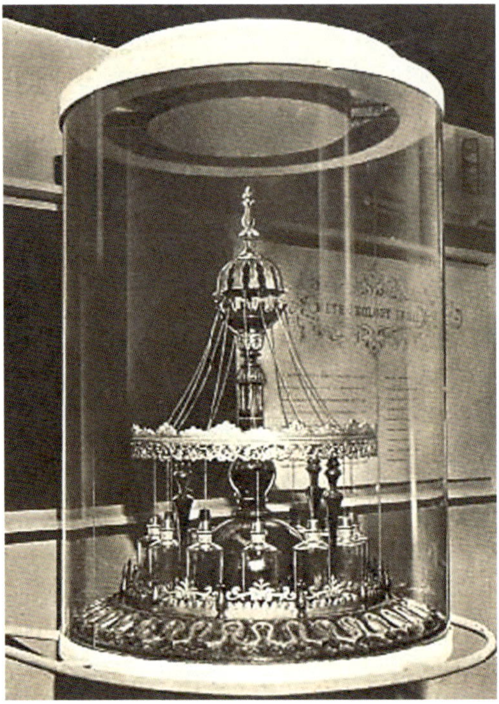

Abb. 3.7 Merryweather barometer. Blutegel können aufkommende Unwetter erahnen. Auf dieser (allerdings nicht sicher erwiesenen) Fähigkeit beruhte das von Dr. Merryweather auf der Großen Ausstellung der Industriellen Werke aller Nationen 1851 in London vorgestellte Barometer. Dabei sollten die Blutegel, die sich in den 12 Flaschen befanden, bei einem atmosphärischen Umschwung nach oben wandern. Dort berührten sie ein „Fischbein", das über einen Fallenmechanismus und ein Seil mit einem Glöckchen verbunden war. Leider konnte sich dieser „Sturmwarner" nicht durchsetzen.

Ganz allgemein ist die Beweglichkeit sowie die Verdauungstätigkeit dieser wechselwarmen Tiere eine Funktion der Temperatur.[6] Schattenbewegungen können die Tiere ebenfalls zu erhöhter Aktivität animieren, es dürfte hiermit der Jagdtrieb ausgelöst werden. Starke, über lange Zeiträume sich erstreckende Sonneneinstrahlungen können tödlich für die Tiere sein. Manchmal kann man beobachten, dass sie in halbtrokkenen Uferbereichen geradezu widersinnig in praller Sonne ausharren, bis sie vertrocknen und sterben. Offenbar können sie sich, nachdem eine bestimmte Schwelle der Belichtung und Erwärmung überschritten wurde, nicht mehr im Sinne der Selbsterhaltung verhalten. Sonneneinstrahlungen scheinen sie demnach, wie alle wechselwarmen Tiere, durchaus zu mögen; allerdings sollte diese mäßig sein, um nicht zu diesem vorzeitigen Sterben zu führen.

Manchmal verlassen Blutegel ohne weiteren (erkennbaren) Anlass ihren Platz, um in der belichteten und warmen, oberen Wasserzone – wenn Bewuchs und Teichform es zulassen – regelrecht ihre „Bahnen zu ziehen". Dabei schwimmen sie nicht wie die meisten Fische in horizontaler Schlängelform, sondern sie bewegen ihren lanzettförmigen Körper delfinartig in vertikalen Sinusschwingungen. Allerdings sind nur die hungrigen Tiere so aktiv.

Satte Egel ändern ihr Verhalten völlig [29]. Sie verkriechen sich sofort nach einer Mahlzeit im Boden, unter Blättern, Steinen, in jeglichen dunklen Lücken. Dunkle

[6] Die Stoffwechselrate rsp. chemische Reaktionsgeschwindigkeit verdoppelt sich, wenn sich die Temperatur um 10º Celsius erhöht (RGT-Regel).

und sichere Rückzugsmöglichkeiten sind notwendig für satte Tiere, um nicht von ihren hungrigen Artgenossen oder anderen Fressfeinden geortet und überfallen zu werden und um in Ruhe zu verdauen. Wer – z. B. Patienten – die Tiere nach einer „Fütterung" noch halten will, muss sie unbedingt von hungrigen Artgenossen separieren und ihnen in adäquatem Wasser, z. B. zwischen Steinen, genügend Rückzugsmöglichkeiten bieten.

Bei der Ortung der Beute spielt neben Bewegungen, Temperatur, Schattenwurf auch die Emission bestimmter Substanzen aus dem Blut eine Rolle. So kann man beobachten, dass satte, ungenügend versteckte Egel nach ca. 2–3 Wochen nicht mehr von Artgenossen angefallen werden, offenbar weil keine verräterischen Substanzen mehr ausgeschieden werden. Dieser „Kannibalismus" [27] dient möglicherweise der Aufzucht von Jungen bei ungenügend vorhandenen Nahrungsreserven. Wenn allerdings nur ein hungriger Egel den satten einmal attackiert, so hat dieser aufgrund seiner hohen Regenerationsfähigkeit gute Chancen zu überleben. Nach oder während solcher Attacken erbrechen die überfallenen Egel meist Blut, möglicherweise um die Aufmerksamkeit des Angreifers – das beobachtet man oft bei Attacken von Jungegeln – auf das Blut zu lenken und um sich für eine Flucht zu „erleichtern". Das ist auch einer der Gründe, warum Blutegel nach einem Transport manchmal in blutigen Leinensäckchen liegen bzw. in blutigem Wasser schwimmen.

Sind es jedoch viele Angreifer, wie in einer sehr dichten Population möglich, so stirbt der Egel meist an seinen vielen Verletzungen oder an deren Folgen.

Eine erste Verdauungsphase kann bis zu 3 Monate anhalten, dann zeigen die Egel wieder erste Anzeichen von Appetit, gleichzeitig erreicht die Saliva-Menge einen Höchststand. Einmal richtig satt, reicht die Nahrungsmenge für mehr als 2 Jahre, wobei sie – je nach Lebensalter – 3 bis 18 Monate verdauen und anschließend völlig leer 4 bis 21 Monate ohne jegliche Nahrung überstehen können [19].

Möglich wird diese Hungerkunst durch Ruhe. Eine optimale Nahrungsverwertung erreichen die Egel durch die extrem große Vorratskammer in Form der Magendivertikel und auch durch einen stark auf Ruhephasen ausgerichteten „Lebensstil".

Ruhe ist unabdingbar für eine erfolgreiche Haltung inkl. Reproduktion. So suchen die Egel sich in kugelförmigen Haltungsgefäßen aus Glas[7] meistens einen ruhigen, dunklen und geschützten Platz zwischen Steinen am Boden, auch in der Jagdposition am Wasserspiegel bevorzugen sie schattige Regionen. So erscheinen Zuchtteiche oft auf den ersten Blick völlig leer – bis man eine Wasserbewegung verursacht, durch die manchmal in Sekunden Hunderte von Egeln auf die Quelle der Störung zuwimmeln.

Wenn der Egel nach der Nahrungsaufnahme nicht früh genug loslässt, läuft er Gefahr, auf trockenem Boden zu landen, wenn sein Opfer das Gewässer verlässt. Das kann schon nach relativ kurzer Zeit (wenige Stunden) zum Tod durch Austrocknung führen. Geschmack, Wärme und Rezeption von kleinsten Bewegungen (etwa den Pulsschlag oder auch Abwehr- und Fluchtreaktionen) kann das Tier bei jedem Schritt mit seinem Opferschema vergleichen, um die Eignung des Überfallenen und der inspi-

[7] Kugelförmige Aquarien eignen sich übrigens besser für die Egelhaltung als viereckige, denn sie erlauben ein andauerndes und stressarmes Schwimmen ohne störende Ecken.

zierten Hautpartien zum Blutspender zu ermitteln. Zum endgültigen Anbeißen benötigt es Wärme, und zwar möglichst einen Bereich zwischen 35 ° und 40 ° Celsius, also etwa die Körpertemperatur von Säugetieren [29]. Passen alle Parameter in ausreichendem Maße zusammen, so heftet er sich mit dem vorderen Saugnapf an einer viel versprechenden Stelle an. Hierbei legt er die Mundscheibe senkrecht von oben auf die Haut, wodurch im darauf folgenden Halsbereich ein charakteristischer „Haken" zum der Haut anliegenden Rumpf mit dem hinteren, großen Saugnapf hin gebildet wird (*Abb. 3.8a–c*). Diese „Hakenbildung" ist ein sicheres Zeichen dafür, dass der Egel angebissen hat. Dabei sägt er sich durch Vor- und Zurückbewegen seiner drei halblinsenförmigen Zahnleisten (Kiefer) bis in die stark durchblutete Kutis. Die Durchtrennung der Haut erfolgt durch die Rhythmik der Kieferbewegung (die Kiefer werden ca. 2-mal pro Sekunde vor und zurück bewegt), die durch die synchrone Peristaltik des Pharynx unterstützt wird. Er saugt nun so lange, bis die Dehnung seiner Körperwand ihm signalisiert, dass es Zeit ist, die Nahrungsaufnahme einzustellen.

Das Saugen – die Nahrungsaufnahme – ist „zwanghaft" [29] und kann durch starke Reize wie Ziehen am Körper kaum unterbrochen werden. Bringt man fressenden

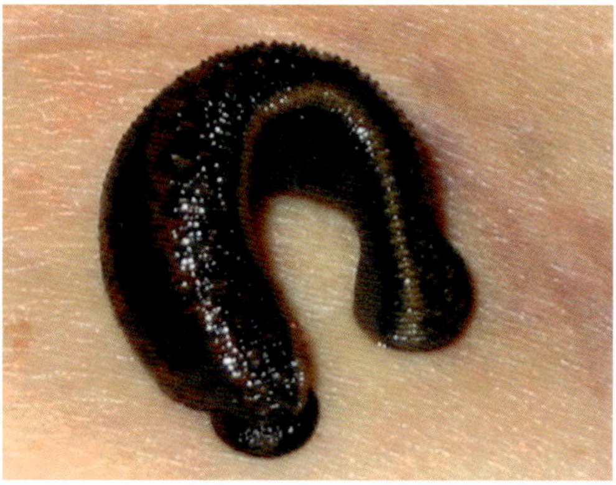

Abb. 3.8a Blutegel unmittelbar nach dem Anbeißen. Gesamtlänge des Tieres ca. 4 cm. Rechts befindet sich der Mundsaugnapf, der sich zu Beginn des Bisses und der Saugphase verbreitert, links der zum Festheften dienende hintere Saugnapf. Die Oberfläche ist noch weitgehend trocken, die ziehharmonikaartige Ringelung besonders im vorderen Bereich ist deutlich zu erkennen.

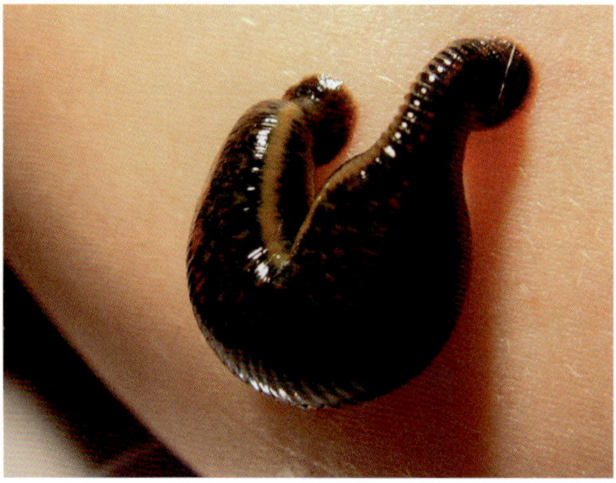

Abb. 3.8b Blutegel beim Saugen. Gesamtlänge des Tieres ca. 6 cm. Der vordere Saugnapf (rechts) ist senkrecht von oben auf die Haut aufgesetzt worden. Zusammen mit dem dahinter folgenden Pharynx bildet sich ein charakteristischer Haken, Zeichen für das erfolgreiche „Andocken". Der hintere Saugnapf (links) ist größer und dient ausschließlich der Festheftung. Während dieser Saugphase wird das Blut in rhythmischen Kontraktionswellen nach hinten in den Magen verschoben. In dieser frühen Phase ist die Haut teilweise noch ziehharmonikaartig eingefaltet. Die glänzende Oberfläche ist Folge der Ausscheidung flüssiger Blutbestandteile.

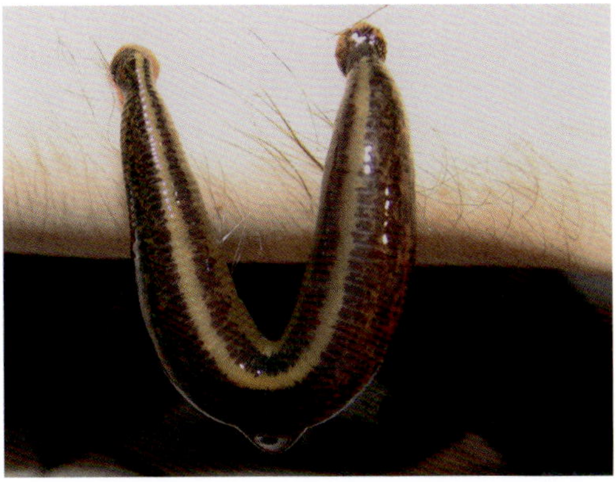

Abb. 3.8c Satter Blutegel kurz vor Beendigung des Saugaktes. Gesamtlänge des Tieres ca. 10 cm. Die Größe des vorderen Saugnapfes (links) beträgt ca. 0,6 cm. Auffällig ist die Dehnung und Glättung der im leeren Zustand ziehharmonikaartig eingefalteten Oberfläche, die nasse Oberfläche und die Tropfenbildung. Diese z. T. starke Ausscheidung von Feuchtigkeit besteht aus Wasser rsp. Serum des Wirtsblutes. In sattem Zustand kann der Blutegel bis zum 10fachen des ursprünglichen Körpergewichts wiegen.

Blutegeln einen Schnitt bei, so dass das aufgenommene Blut abfließt, können sie die Nahrungsaufnahme stundenlang fortsetzen. Diese Eigenschaft wird in einer therapeutischen Technik, der so genannten „Bdellotomie", genutzt. Allerdings ist der Nutzen dieser tierquälerischen Technik fragwürdig, da die Menge der Saliva dadurch nicht gesteigert wird, und die Wunde durch die Speichelinhaltsstoffe ohnehin für viele Stunden offen bleibt.

Nach einer Behandlung, die ja für den Egel eine Fütterung ist, erbrechen sie manchmal Blut und sterben u.U. sogar. Ein diagnostischer Zusammenhang etwa über die Beschaffenheit des aufgenommenen Blutes lässt sich anhand der Literatur und nach den bei uns eingegangenen Rückmeldungen nicht herstellen. Der Grund dafür dürfte der folgende sein: Da die Situation im setting einer Praxis sehr viel ruhiger abläuft als eine Blutaufnahme in der freien Natur, hat ein Egel sehr viel „Zeit und Muße" für seine Mahlzeit, die entsprechend ausgiebig ist. Dadurch gerät er in Gefahr, dass sich in seinem Magen ein für ihn enorm großes Blutgerinnsel aus dem Wirtsblut bildet, für dessen Auflösung nicht genügend gerinnungshemmende Saliva „für den Eigenbedarf" zur Verfügung steht. Um dem zu entgehen, erbricht der Egel. Wenn das Erbrechen keinen Erfolg hat, so zeigt sich das nach außen oft in knotigen Verhärtungen und Einschnürungen und führt fast immer zum Tod der Tiere. Die Rotfärbung des Wassers beim Erbrechen ist zu unterscheiden von einer grünlich-braunen Verfärbung, die von der Defäkation stammt. Will man die Egel bei ihrer Verdauungsarbeit osmotisch unterstützen, gibt man sie in eine Lösung, in der ca. 1–2 g Meersalz enthalten sind.

Wenn Blutegel nicht beißen wollen, kann das neben Sättigung[8] verschiedene Gründe haben (vgl. S. 26 f.). Ist ein Blutegel gesättigt, ändert sich sein Verhalten grundlegend. Er meidet nun warme Plätze, reagiert nicht mehr auf Wasserbewegungen und chemische Stimuli wie Blut oder Schweiß und sucht dunkle, tief am Boden gelegene Wasserregionen auf.

Blutegel benötigen eine Minimaltemperatur für die Fortpflanzung (ca. 28 ° Celsius). Darüber hinaus stellen sie bei ihrer Haltung vor dem Einsatz keine besonderen An-

[8] Satt – fressunlustig – ist er in der Regel für mindestens 3 Monate nach einer ungestörten, ausgiebigen Mahlzeit. Diese Hungerperiode sollte ein Egel mindestens hinter sich haben, wenn er von einer Apotheke oder einem Händler bezogen wird.

sprüche an die Temperatur, große Temperaturunterschiede sollte man allerdings vermeiden. Sie überstehen Winter mit tiefen Temperaturen wie in manchen Bergregionen und sehr warme Sommer. Es scheint sogar so zu sein, dass die zyklischen Temperaturverläufe den Egeln nutzen. Nach einem kalten Winter beobachtet man immer eine Revitalisierung der gesamten Population. Die Regel, dass die Aktivität mit der Temperatur steigt oder fällt, sollte bei der Behandlung eingeplant werden. Es kann in einem heißen Sommer ratsam sein, die Egel kühl zu halten und die Behandlung an einem kühlen Ort vorzunehmen, umgekehrt verhält es sich in der kalten Jahreszeit. Bei zu großer Hitze kann die Überaktivität der Egel hinderlich sein, bei Kälte ihre Trägheit. Zwischen 4–8 ° C liegt die optimale Temperatur, um sie für medizinische Zwecke längere Zeit vorrätig zu halten, aber auch Zimmertemperatur ist möglich. Hierbei ist zu beachten, dass auch die Vermehrungsrate von Bakterien mit der Temperatur steigt bzw. fällt.

Blutegel können lernen. Wenn sie mehrfach am Rand eines Gefäßes ins Wasser zurückgestoßen werden, geben sie die Fluchtversuche auf [3]. Wenn sie in ein Gefäß gesetzt werden, sind sie eine Weile unruhig und versuchen, nach oben zu flüchten. Besonders in dieser Phase ist es wichtig, den Deckel vollständig geschlossen zu halten, denn Blutegel sind wahre „Ausbruchskünstler". Die Plastizität ihres Körpers ermöglicht es ihnen, durch die kleinsten Öffnungen zu entweichen! Nach diesen anfänglichen Fluchtversuchen werden sie ruhiger, sie haben gelernt, dass ein Entweichen unmöglich ist. In dieser zweiten Phase nehmen sie jedoch immer noch Fluchtmöglichkeiten wahr. Ein versehentlich geöffneter Deckel bleibt meist nicht lange unbemerkt, und sie suchen das Weite. Dann verstecken sie sich sehr zielstrebig an dunklen Orten und vertrocknen dort nach kurzer Zeit. Da sie wegen des Wasserverlustes dabei sehr klein werden können, findet man sie häufig nicht mehr. In der dritten Phase – nach einigen Wochen – haben sie „den Gedanken an Flucht" fast vollständig aufgegeben. Dann kann der Deckel u. U. tagelang offen bleiben, ohne dass ein Tier entweicht. Offenbar ist dann die Erinnerung daran, dass es einmal einen Fluchtweg nach oben gab, weitgehend gelöscht. So vergessen selbst hungrige, sehr agile Blutegel diese Chance, wenn sie in einem für sie akzeptablen Ambiente in einer Glaskugel für 1–2 Monate vollständig in Ruhe gelassen wurden, selbst wenn man mit einer Hand einen kräftigen Aufruhr im Wasser verursacht hat. Sie schwimmen dann ihrer jetzigen Erfahrung gemäß minutenlang nur im Kreis die Gefäßwand entlang, solange, bis zufällig doch einer „auf die Idee kommt", es nach oben zu versuchen, worauf die anderen meist folgen. Dieses Verhalten sollte man aber natürlich keinesfalls zum Anlass nehmen, den Deckel offen zu lassen.

3.7 Fortpflanzung

Hirudo medicinalis und Hirudo verbana sind protandrische Zwitter (zur Lage der Geschlechtsorgane vgl. *Abb. 3.2*), d. h. sie sind zunächst männlich und werden dann sukzessive zusätzlich weiblich. Geschlechtsreif sind Egel nach 2–4 Jahren, abhängig von der Frequenz der Nahrungsaufnahme und der Qualität der Nahrung. Offenbar ist die Aufnahme von Säugetierblut für die Geschlechtsreife zwingend notwendig. Eine Selbstbefruchtung findet nicht statt, die Kopulation erfolgt meist wechselseitig im Sommer inner- oder außerhalb des Wassers und kann bis zu 18 Stunden dauern

[19]. Durch die Fähigkeit, Sperma in den Ovarien zu speichern, schwankt die Zeit zwischen Begattung und Ablage eines Kokons (*Abb. 3.6*) zwischen einem und neun Monaten. Zur Kokonablage werden meist Gänge in der Uferregion gebohrt. Dort wird eine vom Clitellum – einer drüsenreichen Zone im vorderen Drittel des Tieres – gebildete viskose Flüssigkeit durch kräftige und schnelle Körperkontraktionen schaumig „geschlagen", dann werden 10–30 Eier und Dotter in die sich bildende Hülle entleert. Das „Hirudoin" genannte Eiweiß erstarrt nun langsam unter Rückzug des Tieres und färbt sich von weiß zu gelbbraun. Der zurückbleibende Kokon besteht aus einer feinen Innenschicht, auf die die gelbbraune, schwammartige Proteinschicht aufgelagert ist. Mit dieser wasserspeichernden Hülle sind die sich entwickelnden Eier vor Austrocknung geschützt. Beim Rückzug hinterlässt das Muttertier an den beiden Polen des jetzt olivenförmigen erstarrenden Kokons zwei kleine Löcher von ca. 0,5–1 mm Durchmesser, die den Jungegeln zum Ausschlüpfen dienen. Die nach vollendeter Entwicklung zwischen 1 und 2 cm langen und ca. 1–1,5 mm breiten Tiere durchlaufen nach dem Ausschlüpfen keine Metamorphose und sind bis auf die Geschlechtsorgane im Prinzip vollständig wie das erwachsene Tier ausgebildet (*Abb. 3.9*). Die Embryogenese ist bezüglich ihrer Dauer extrem temperaturabhängig. Sie kann von einigen Tagen bis zu einer vollständigen Überwinterung reichen. Nach ca. 3 Wochen sind die Jungegel in der Lage, die Haut eines Opfers aufzutrennen. Sie können nach der Geburt nach eigenen Beobachtungen bis zu 6 Monaten ohne Nahrung überleben. Es ist manchmal zu beobachten, dass die Jungen aus geringer Nähe auch wieder in den Kokon zurückkriechen, vielleicht um Dotter aufzunehmen. Möglicherweise sind die Cluster-Bildungen (*Abb. 3.9*), bei denen sich zahlreiche Jungegel in der Ufererde zusammenballen, eine Fortsetzung dieses Verhaltens [28]. Jeder geschlechtsreife Egel kann in einem Sommer innerhalb von 5–12 Tagen 8 Kokons und mehr ablegen. Wie bei jedem „Parasiten" ist die Nachkommenschaft relativ zahlreich, weil sie diversen, lebensbedrohenden Attacken ausgesetzt ist. Bei geschätzten 15 Egeln pro Kokon sind das bei 4 Kokonablagen immerhin 60 Junge pro Jahr, wovon allerdings ein beträchtlicher Anteil im Verlauf der Entwicklung durch Nahrungsmangel, Fressfeinde oder Krankheiten zugrunde geht.

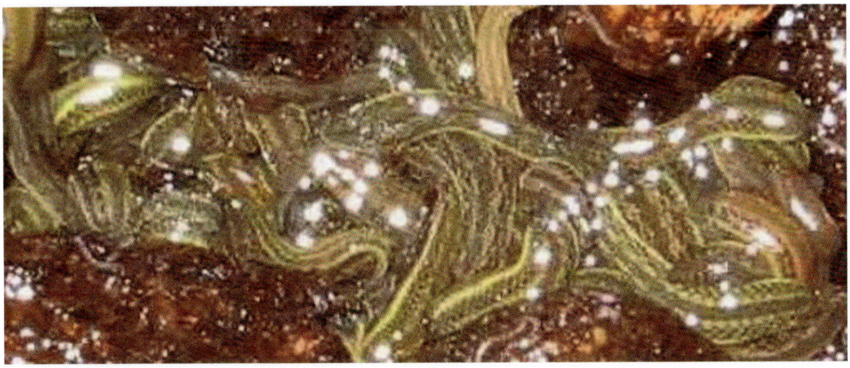

Abb. 3.9 Cluster von Jungegeln in Torfsubstrat, die Tiere sind ca. 4 Wochen alt. Die Entwicklung verläuft ohne Metamorphose, die Tiere sind bis auf die Geschlechtsreife voll entwickelt. Unter verschiedenen Bedingungen finden sich Jungegel und Adulte zu „Clustern" zusammen. Die Länge der seitlichen Kante entspricht 2 cm.

3.8 Haltung und Aufzucht von medizinischen Blutegeln bei BBEZ

Die genaue und umfassende Kenntnis des Verhaltens, der Biologie und der Ökologie der Tiere bildet den Hintergrund für deren Aufzucht, Zucht und Haltung. Diese Erkenntnisse sollen in möglichst umfassender Weise auch für das Wohl der Tiere angewendet und nicht auf das unbedingt Notwendige reduziert werden. Dieses Verfahren resultiert aus der einfachen und immer wieder gemachten Erfahrung, dass Tierschutz, Artenschutz und Qualitätsmanagement für den therapeutischen Einsatz alles andere als Gegensätze sind. Was für das Aufwachsen der Tiere sowie ihr „Wohlfühlen“ gut ist, fördert ihre Gesundheit, Vitalität, die optimale Speichelzusammensetzung sowie die Appetenz und den Appetit und somit die Therapie. Allerdings gilt das nicht für den Bereich der Mikrobiologie. Während für Egel – wie ja auch für den Menschen – eine relativ hohe Anzahl bestimmter Keime förderlich sind, sollten sie bei den therapeutisch genutzten Egeln niedrig liegen. Durch die lange Vorhaltung gezüchteter sowie importierter Tiere in einer (u.a. mikrobiologisch) kontrollierten und artgerechten Umgebung (in Gewächshausteichen, s. *Abb. 3.10*) wird z.B. die gesunde Bakterienflora in einem ökologisch bedingten Gleichgewicht gehalten, die Saliva-Bildung bei den Blutegeln angeregt und seine Saugkraft optimiert. In einem zweiten Schritt in Richtung auf den therapeutischen Einsatz wird die Bakterienflora nun innen wie außen reduziert. Eine lange Hungerphase in angemessen angepasster Temperatur nach der letzten Fütterung (die z. Zt. mit Blut von Pferden durchgeführt wird) eliminiert zunächst etwaige, nicht zur Physiologie gehörende Fremdkeime, danach reduzieren sich die physiologischen Keime (Aeromonas, s.S. 112 ff.), bis – nach etwa einem halben bis einem Jahr – meist auch diese verschwunden sind.

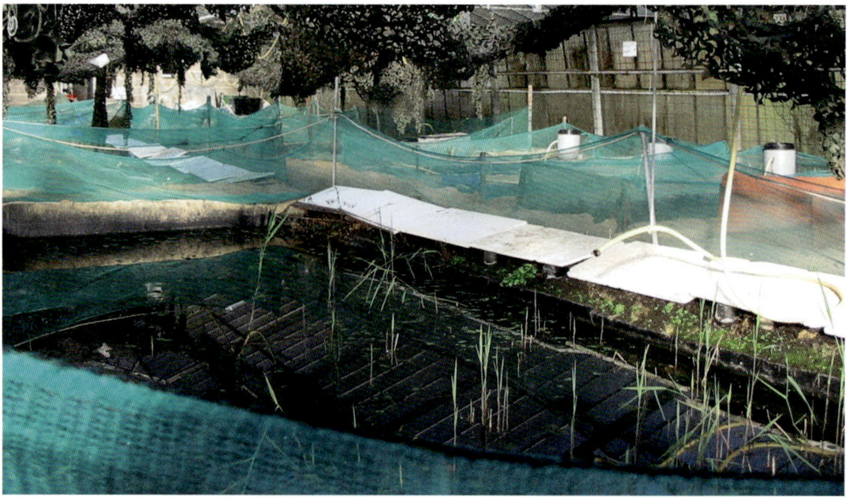

Abb. 3.10 Zuchtteiche für Blutegel bei BBEZ. Die Ökologie der Teiche ist dem natürlichen Bedarf von Hirudo angepasst. Rechts eine Uferzone, in die die Kokons abgelegt werden. Vor zu starker Sonneneinstrahlung schützen Tarnnetze. Das vorbehandelte Wasser wird mit verschiedenartigen Filtern ständig gereinigt, wodurch sich eine natürliche Bakterienflora im Gleichgewicht hält.

Letzteres führt jedoch anscheinend meist – ohne dass die Zusammenhänge hier klar sind – nach relativ kurzer Zeit zu einem massiven Vitalitätsverlust der Tiere[9]. Währenddessen haben die Tiere eine hohe Beißfreudigkeit erworben, und ihre Saliva hat nach ca. 4–5 Monaten mit den ATUs (anti-thrombin-unit) einen ersten Höchststand erreicht [39]. Die Reduktion der Bakterienflora auf der Haut – deren Nicht-Pathogenität durch ein Umfeld erreicht wird, in dem Pathogene sich nicht einfinden und ausbreiten können[10] – wird durch schrittweise Einbringung der Tiere in keimreduziertes und keimfreies Wasser erreicht. Schließlich werden die Tiere kurz vor dem Versand gewaschen, womit auch die letzten noch Bakterien tragenden Häute entfernt werden. Für einen letzten Schritt werden z. Zt. schonende Methoden unter- bzw. gesucht, mit denen die Haut der Tiere vor dem Versand desinfiziert werden kann – alternativ ein Agens entwickelt, das der Behandler ggf. selbst vor dem Einsatz anwenden kann, ohne dass die Vitalität und therapeutische Qualität der Tiere leidet.

Kokons werden von den Tieren in den speziell eingerichteten Landzonen unserer Zuchtteiche abgelegt, wenn alle Bedingungen stimmen. Blutegel sind heikel, was Wasserqualität, Geräuschpegel, Substratzusammensetzung, Fütterungszustand, Tageslänge, Flora, Fauna und vieles andere mehr angeht, bevor sie erfolgreich zur „Reproduktion schreiten". Das haben wir schon schmerzhaft erfahren: Als z. B. die Unruhe und der Lärm beim Verlegen einer Wasserleitung ihre Toleranzgrenze überschritten, „bestraften" sie uns mit einer um etwa zwei Drittel geringeren Kokonzahl.

Eine andere Methode besteht in der Aquarien-Vermehrung. Hier werden pro Aquarium nur wenige Blutegel zur Kopulation animiert, und die Kokons in speziell eingerichteten Zonen abgelegt.

Die Kokons aus diesen verschiedenen Quellen werden gesammelt und zum Schlüpfen gebracht (auch hier legen wir Wert auf die natürlichen Wege, so werden z. B. die Kokons nicht vorzeitig aufgeschnitten).[11]

Fütterungen geschehen – zur Reinhaltung des Wassers, wg. Kannibalismus und aus vielen anderen Gründen – außerhalb des Wassers mithilfe von Schweinsblasen oder -därmen, Leinentüchern und anderen Materialien, je nach Alter der Tiere bzw. Methode. Nach einigen Tagen werden sie zurück in ihr Biotop rsp. in einen speziellen Fütterungsteich gesetzt. Nach ca. 15 weiteren Fütterungsschritten sowie nach einer Hungerphase von mindestens 3 Monaten kommen die Zuchttiere in die „Reinigungsphase" und den Verkauf; Aufzucht- bzw. Importtiere durchlaufen die gleiche Prozedur, allerdings – je nach Fütterungszustand und Größe – deutlich reduziert. Während all dieser Schritte werden Tiere und Wasser auf relevante Parameter hin überwacht, insbesondere wird der Mikrobiologie der Tiere und des Wassers vor allem in den sensiblen Phasen besondere Aufmerksamkeit geschenkt.

[9] Da überdies nicht auszuschließen ist, dass Aeromonas selbst für die praktisch antibiotische Situation im Blutegeldarm und -magen mitverantwortlich ist, halten wir diese Phase, wenn sie denn eintritt, möglichst kurz.

[10] So wird z. B. Pseudomonas aeruginosa durch spezielle Oberflächen sowie eine spezielle Wasserführung aus dem System gehalten.

[11] Jungtiere können, das ist höchst erstaunlich, bis zu 6 Monaten ohne jegliche Fütterung überleben, selbst ohne den Dotter, der in den Kokons deponiert wird.

Dieser schonende Umgang mit den Tieren ist die Basis unserer erfolgreichen und qualitativ hochwertigen und zertifizierten Zuchtanlage. Wir sind der Meinung, dass eine „win-win-Situation“ für Blutegel und Mensch die optimale, zeitgemäßeste und auch langfristig erfolgreichste Strategie zur Nutzung dieser kostbaren Ressource ist. Die ehemals praktizierte Rücknahme der gebrauchten Egel in einen abgesicherten „Rentnerteich“- aus dem sie selbstverständlich nicht mehr in den Verkehr geraten sind - wird uns von den Behörden (aus grundsätzlichen Erwägungen) leider nicht mehr gestattet. Wir denken deshalb über ein von den Behörden akzeptiertes System nach, das es gestattet, tierfreundlich, artgerecht, umweltfreundlich und dankbar mit diesen Helfern umzugehen, indem man sie einfach nur am Leben lässt.

3.9 Zusammenfassung für die Haltung der Blutegel in der Praxis

- Egel zeitig bestellen. Die Egel sollten, um eine adäquate Ruhephase zu erhalten, möglichst 2–3 Tage vor ihrem Einsatz in der Praxis sein. Eine Vorratsbestellung ist nur dann zu empfehlen, wenn die Pflege der Egel technisch und personell sichergestellt ist.
- Schon bei der Ankunft müssen kranke und tote Tiere aussortiert werden. Krankheitssymptome können sein: fauliger Geruch; lappige, schlaffe Konsistenz; abgeblasste Hautfarbe; harte Stellen, Knoten oder Einschnürungen; geschwollene Köpfe, Geschwüre, Pusteln, gerötete Lippen; weißlicher Schleimüberzug, Verletzungen, ggf. Blutspuren [33].
- Nach dem Auspacken sollten die Egel unter einem sanften, lauwarmen Wasserstrahl gereinigt werden.
- Die Größe der Tiere hängt in erster Linie von Alter und Fütterungszustand ab. Für die Humantherapie werden im Allgemeinen mittelgroße Tiere verwendet. Diese sind in entspanntem Zustand ca. 5–7 cm lang. Für Indikationen im Gesichtsbereich oder andere, speziellere Zwecke werden kleinere Tiere verwendet, u. a. weil eine evtl. Narbenbildung kleiner ausfällt. Im Veterinärbereich, z. B. für Pferde, finden auch größere Tiere Anwendung.
- Für die Haltung der Egel wird Folgendes empfohlen:
  1. Gefäße, Ausstattung
     Ein Gefäß kann aus dem Handel bezogen oder selbst hergestellt werden. Glasgefäße erleichtern die Sichtkontrolle, haben aber gegenüber Steingut den Nachteil, dass sie zum Sterilisieren nicht ausgekocht werden können. Nach dem Auswaschen muss jeder Rest von Desinfektions- oder Waschmittel hundertprozentig entfernt werden. Als Provisorium eignen sich 2–3 l-Weckgläser, die zu ca. 3/4 mit Wasser gefüllt sein sollten. Für eine kurzzeitige Aufbewahrung (höchstens 2–3 Wochen mit häufigem Wasserwechsel; hierfür eignen sich spezielle Blutegel-Hälterungsgefäße mit perforiertem Innentopf am besten) reicht 1 l Wasser für ca. 15–20 Egel, bei längerer Aufbewahrung werden entsprechend weniger Egel eingesetzt. Am Boden des Gefäßes lagert man (kalkfreie) Steine, die zur Hilfe bei der Häutung wenigstens zum Teil scharfe Ränder aufweisen sollten. Die Abdeckung muss hundertptozentig „egeldicht“ sein, denn Egel nutzen schon die kleinsten Spalten zur Flucht. Empfehlenswert sind Abdeckungen

aus Gaze, Mull, feingegittertem Kunststoffnetz etc., die an ihrem überstehenden Rand fest mit einem Gummiring umschnürt werden.
Die „Biebertaler Blutegelzucht BBEZ GmbH" bietet zwei Gefäße an (*Abb. 3.11a, b*): ein so genanntes „Egelauge" aus Glas und einen aus besonderem Ton gefertigten „Egeltopf". Das mit einer optischen Linse verschlossene „Egelauge" beinhaltet neben Halbedelsteinen die hartblättrige „kanadische Wasserpest" zum Abstreifen der Häute. Die Pflanze absorbiert die Stoffwechselprodukte der Egel und produziert Sauerstoff. Das Gesamtsystem erlaubt eine sehr lange, meist völlig wartungsfreie Haltung für bis zu 30 Egel. Es hat den Vorteil, dass die farbenprächtigen Egel, insbesondere auch durch die Linse, gut beobachtet werden können. Damit kann es als „Desensibilisierungsgerät" für argwöhnische oder ängstliche Patienten genutzt werden und ist darüber hinaus ein schöner Blickfang auf dem Schreibtisch des Therapeuten. Für Praxen mit einem hohen „Durchsatz" von Blutegeln eignet sich der „Egeltopf" gut, da dieser in Hinblick auf Reinigung und Entnahme der Egel Vorteile bietet. Die Per-

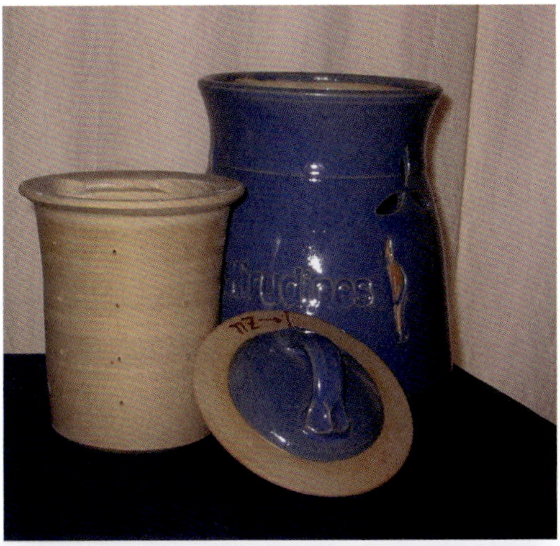

Abb. 3.11a Blutegeltopf der Fa. BBEZ. Dieser aus ausgesuchtem Ton gefertigte Topf besteht aus einem porösen Innengefäß mit aufgerauter Innenoberfläche zum Abstreifen der Häute, in den bis zu 30 Egel eingesetzt werden können. Er ist mit einem Deckel mit Bajonettverschluss versehen und wird in den wassergefüllten Außentopf eingesetzt. Diese Anordnung erlaubt einen unproblematischen Wasserwechsel.

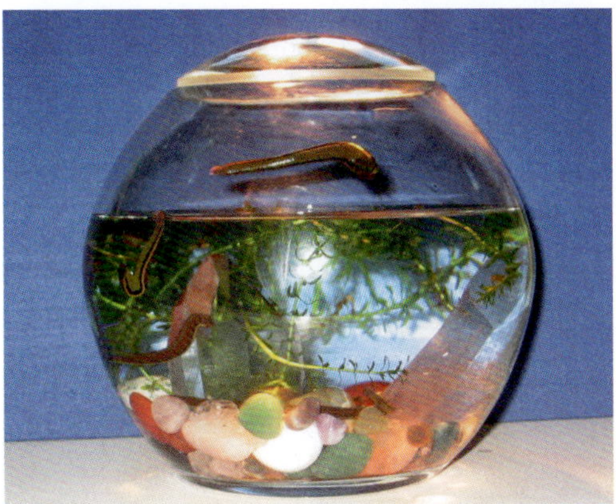

Abb. 3.11b „Egelauge" der Fa. BBEZ. Die Glaskugel ist mit einer schweren Linse verschlossen, durch die die Tiere (bis zu 20) auch vergrößert betrachtet werden können. Das Gefäß, das am Boden Halbedelsteine sowie ggf. Pflanzen enthalten kann, dient in erster Linie als Schauaquarium, mit dem Patienten an die Tiere herangeführt werden können. Es erlaubt aber auch eine länger dauernde Hälterung.

forationen des Innentopfes sind so gestanzt, dass scharfe Spitzen das Anritzen und Abstreifen der Häute erleichtern.
Es dürfen – wegen ihrer Neigung zu Kannibalismus [27] – nur Egel in einem annähernd gleichen Fütterungszustand zusammengesetzt werden.

2. Wasser
Als Minimalbedingungen sollten folgende Wasserwerte eingehalten werden:
   - kein Chlor
   - Carbonathärte unter 9 dH (deutsche Härtegrade)
   - pH < 7
   - Ammonium $< 0{,}5$ mg/l
   - Nitrat < 25 mg/l, Nitrit $< 0{,}4$ mg/l
   - keine Schwermetalle

3. Regenwasser eignet sich aufgrund des meist niedrigen pH-Wertes und seiner Kalkfreiheit sehr gut. Quell- oder Brunnenwasser kann z. B. kalkreich sein und muss deshalb auf seine Zusammensetzung sowie Mikrobiologie untersucht werden. Sollten Sie Probleme mit Ihrem örtlichen Leitungswasser haben (dessen Zusammensetzung erfahren Sie bei Ihren Versorgungsunternehmen), so stellen Sie sich am besten eine eigene Lösung her:
Sie können deionisiertes oder destilliertes Wasser verwenden, müssen dann aber Mineralien zugeben. Destilliertes Wasser (Aqua dest.) bekommen Sie z. B. preisgünstig an jeder Tankstelle. Man gibt ca. 0,5–1 g Meersalz (Aquarienhandel) pro Liter zum destillierten Wasser. Diese Lösung ist dem für Blutegel entwickelten „künstlichen Teichwasser“ (APW = artificial pond water) ähnlich, aber sehr viel einfacher herzustellen.
Bei zu geringer Sauerstoffsättigung des Wassers klettern die Tiere über dessen Oberfläche (meist bleiben sie zur Hälfte im Wasser, während die vordere Hälfte der Luft zur Hautatmung ausgesetzt ist). Wegen dieser Fähigkeit der Egel zur Selbsthilfe bei Sauerstoffmangel erübrigt sich meistens das Anbringen einer O_2-Pumpe.
Stilles Wasser ist auch geeignet, aber auf Dauer recht teuer. Stilles Wasser bedarf keines Salzzusatzes.
4. Reinigung und Wasserwechsel
Neben der allgemeinen Gesundheit des Tieres spielt sein mikrobiologischer Status für den medizinischen Einsatz eine Rolle. Für die Therapie ist eine möglichst geringe Keimzahl wünschenswert, für den Egel scheint aber eine höhere Keimzahl gesünder zu sein. Eine zum Sterilen tendierende Situation bedeutet wachsenden, biologischen Stress für die Tiere. Bei den Keimen handelt es sich überwiegend um das ausgeschiedene und z. B. für die Verdauung unverzichtbare Blutegelbakterium Aeromonas biovar sobria, das sich an den Wänden des Behälters ansiedelt. Werden die Egel schon bald eingesetzt (1–3 Tage nach Ankunft), sollten sie nach dem Auspacken und 2–3 Stunden vor der Behandlung unter einem sanften, lauwarmen Wasserstrahl gewaschen werden. Hierzu eignet sich ein Duschkopf sehr gut. Dazu kann man ein Sieb verwenden, das perforierte Innengefäß eines Blutegeltopfes oder die latexbehandschuhte Hand.
Bei länger dauernder Vorratshaltung empfiehlt sich ein Wasserwechsel alle 2 Tage und ein gründliches Auswaschen des Gefäßes, um die Keimdichte zu reduzieren. Ein zusätzliches Gefäß zum Separieren der für die Behandlung ausgewählten Tiere erleichtert die Prozedur. Ein vorsichtiger Wasserwechsel ist

zur Reduktion der Keimzahl (vor allem von Aeromonas) mindestens alle 2 Tage geboten; für eine längerfristige Vorhaltung genügt ein Wasserwechsel pro Woche. 3 Tage vor dem Gebrauch sollten Sie das Wasser jeden Tag wechseln und das Gefäß desinfizieren. Das Gefäß muss regelmäßig (einmal pro Woche) desinfiziert werden. Bei der Verwendung von Desinfektionsmitteln bitte beachten, dass schon minimale Rückstände für die Egel tödlich sein können. Wenn das Gefäß es zulässt, können Sie es auch auskochen. Beim Wasserwechsel bemerkt man oft die abgestreiften Häute der Tiere, die schleierartig grau bis weiß (je nach Schleimanteil) im Wasser schweben. Diese können durch ein untergehaltenes Teesieb während des Wasserausgießens leicht abgeschöpft werden. Stärkere Temperaturschwankungen sollten beim Wasserwechsel vermieden werden.

Eine Rotfärbung kommt meist durch erbrochenes Blut rsp. Kannibalismus (darum dürfen im Prinzip nur Egel im gleichen Fütterungszustand zusammen gehalten werden) zustande; das Wasser muss gewechselt, bei Kannibalismus der „Übeltäter" identifiziert und aussortiert werden. Bei Grün-Braun-Färbung handelt es sich um Exkremente der Blutegel, auch hier ist ein Wasserwechsel erforderlich.

5. Fütterung
   Da Blutegel bis zu 2 Jahre ohne weitere Nahrung überleben können, erübrigt sich im Allgemeinen eine Fütterung.
6. Temperatur, Licht
   Schockartige Temperatur- oder Lichtwechsel können sich schädlich auf den Allgemeinzustand der Tiere auswirken. Am ruhigsten und gesündesten bleiben sie im leicht Abgedunkelten und im Kühlen (optimal bei ca. 8 Grad).
7. Ruhe ist ein wichtiger Faktor bei der Haltung. Bei Ruhe regenerieren die Tiere leichter, der Sauerstoffbedarf wird reduziert, in Zuchten steigt der Fortpflanzungserfolg, die „Beißfreudigkeit" wird erhöht, die Verunreinigung des Wassers wird durch den reduzierten Stoffwechsel vermindert.
   Bei der Tötung wird zur Schonung der wechselwarmen Tiere empfohlen, sie bei tiefen Temperaturen einzufrieren und anschließend in 90%igen Alkohol zu legen.

Literatur

[1] Arndt W: Die Rohstoffe des Tierreichs – Als Heilmittel gebrauchte Stoffe (2. Blutegel). Berlin; 1940.

[2] Baskova et al.: Protein profiling of the medicinal leech salivary gland secreti by proteomic analytical methods. Biochemistry (Mosc.). 2004; 69 (7): 770–5.

[3] Benecke M: Hirudo medicinalis Linné 1758: Zucht und Biologie des Medizinischen Blutegels. DATZ Aquarien Terrarien. 1995; 48: 168–171.

[4] Braschler T, Merino S, Tomas J et al.: Complement resistance is essential for the colonization of the digestive tract of Hirudo medicinalis by Aeromonas strains. Appl Envrionment Microbiol. 2003; 69: 4268–4271.

[5] Brodführer PD et al.: Control of leech swimming activity by the cephalic ganglia. Journal of Neurobiology. 1986; 17: 6.

[6] Bundesamt für Naturschutz – Pressemitteilung 2.4.2001.

[7] Colapinto J: Bloodsuckers. The New Yorker, July 25, 2005.

[8] Calabrese RL et al.: Heartbeat control in the medicinal leech: A model system for understanding the origin, coordination, and modulation of rhythmic motor patterns. Journal of Neurobiology. 1995; 27: 3.

[9] Dickinson MH, Lent CM: Feeding behavior of the medicinal leech, Hirudo medicinalis L. Journal of Comparative Physiology A. 1984; 154: 449–455.

[10] Duden. Das Herkunftswörterbuch. Mannheim, Wien, Zürich: Dudenverlag; 1989.

[11] Elliot EJ: Morphology of Chemosensory Organs. Journal of Morphology. 1987; 192: 181–187.

[12] Elliot JM, Tullett PA: The medical leech. Biologist. 1992; 39: 4.

[13] Fromherz P: Neuron-Silicon Junction or Brain-Computer Junction? In: Stocker G, Schöpf C (eds.): Ars Electronica Festival. Wien: Springer; 1997: 158–161.

[14] Graf J: The symbiosis of Aeromonas veronii biovar sobria and Hirudo medicinalis: a novel animal model. Infect Immun. 1999; 67: 1–7.

[15] Graf J: The symbiosis of Aeromonas and Hirudo medicinalis, the medicinal leech. ASM News. 2000; 66: 147–153.

[16] Graf J: The effect of the symbionts on the physiology of Hirudo medicinalis, the medicinal leech. Inv Reproductive Develop Biol. 2002; 41: 269–275.

[17] Graf J: http://web.uconn.edu/mcbstaff/graf/AvHm/MedUse.htm; 2006.

[18] Groß U: Der medizinische Blutegel (Hirudo medicinalis) als Objekt für den Biologieunterricht. MNU. 1993; 46/2: 102–105.

[19] Herter K: Der medizinische Blutegel. Wittenberg; 1968.

[20] Indergand S, Graf J: Ingested blood contributes to the specificity of then symbiosis of Aeromonas veronii and Hirudo medicinalis, the medicinal leech. Appl Environ Microbiol. 2000; 66: 4735–4741.

[21] Keim A: Studies on the host specificity of the medicinal blood leech Hirudo medicinalis L. Parasitol. Res. 1993; 79: 251–255.

[22] Kozur H: Fossile Hirudinea aus dem Oberjura von Bayern. Lethaia. 1970; 3: 225–232.

[23] Kristan WB et al.: Neuronal control of leech behavior. Prog Neurobiol. 2005; Aug; 76 (5): 279–327.

[24] Kuppe KO: Der Blutegel in der ärztlichen Praxis. 4. Aufl. Stuttgart: Hippokrates; 1977.

[25] Kutschera U, Wirtz P: The Evolution of Parental Care in Freshwater Leeches. Theory Biosci. 2001; 120: 115, 137.

[26] Kutschera U: Species concepts: leeches versus bacteria. Lauterbornia. 2004; 52, 171–175.

[27] Kutschera U, Roth M: Cannibalism in a population of the medicinal leech (Hirudo medicinalis L.). Biology Bulletin Moscow. 2005; 32: 626–628.

[28] Kutschera U, Roth M: Cocoon deposition and cluster formation in populations of the leech Hirudo verbana (Hirudinae: Hirudinidae) Lauterbornia. 2006 (in press).

[29] Lent CM, Fliegner KH, Freedman E et al.: Ingestive behavior and physiology of the medicinal leech. J Exp Biol. 1988; 137: 513–527.

[30] Michalsen A et al.: Effectiveness of leech therapy in osteoarthritis of the knee: a randomized, controlled trial. Ann Intern Med. 2003; Nov 4; 139(9): 724–30.

[31] Morkel C: Untersuchung einer Blutegelzuchtanlage unter besonderer Berücksichtigung ökologischer Aspekte sowie der Populationsbiologie des Medizinischen Blutegels Hirudo medicinalis Linnaeus 1758 [Diplomarbeit]. Gießen: Justus-Liebig-Universität Gießen; 1995.

[32] Moser B: mündl. Mitteilung; 2005.

[33] Müller IW: Handbuch der Blutegeltherapie. Heidelberg: Haug; 2000.

[34] Müller IW: Blutegeltherapie (Teil 1): Geschichte und Wirkmechanismen. In: Naturheilverfahren. SpringerLoseblattSysteme; 2001.

[35] Müller IW: Blutegeltherapie (Teil 2): Methode – Technik der Blutegeltherapie. In: Naturheilverfahren. SpringerLoseblattSysteme; 2002.

[36] Petrauskiene L: The medicinal leech as a convenient tool for water toxicity assessment. Environ Toxicol. 2004; 19 (4).

[37] Rados C: Beyond bloodletting: FDA gives leeches a medical makeover. FDA Consum. 2004; Sep-Oct. 38(5): 9.

[38] Rigbi M, Orevi M, Eldor A: Platelet aggregation and coagulation inhibitors in leech saliva and their roles in leech therapy. Sem Thromb Hemostas. 1996; 22: 273–278.

[39] Sawyer RT: Leech Biology and Behaviour. Oxford: Clarendon; 1986.

[40] Schnizler M, Clauss W: Gd3+-Sensitive Na+ Transport across the integument of Hirudo medicinalis. Physiological and Biochemical Zoology. 2003; 76 (1): 115–121.

[41] Storch V, Welsch U: Kükenthal Leitfaden für das zoologische Praktikum. 24., neu bearb. Aufl. Heidelberg, Berlin: Spektrum; 2002.

4 Zur Praxis der Blutegeltherapie

E. Wittke-Michalsen

Grundsätzlich ist die Blutegeltherapie nicht tageszeitenabhängig. Aus organisatorischen Gründen kann es jedoch sinnvoll sein, die Egel morgens bzw. in der ersten Tageshälfte anzusetzen, weil die Zeitdauer des Saugens sich gelegentlich über mehr als zwei Stunden ausdehnen und der Patient ggf. dann noch mehrere Stunden problemlos kontrolliert werden kann, weil die Praxis für Rückfragen bzw. eine etwaige Nachversorgung geöffnet ist. Bei Patienten, die zuverlässig und in der selbstständigen Nachbeobachtung erfahren sind, kann bei geringer Egelanzahl ebenso gut der Nachmittag gewählt werden.

Allerdings können Blutegel sehr empfindlich auf die Wetterlage reagieren. Beispielsweise kann es bei Schwüle und Gewitterneigung Probleme beim erfolgreichen Ansetzen geben. Hier ist möglicherweise größere Geduld erforderlich. Andererseits können auch Patienten mit Neigung zu niedrigem Blutdruck bei solchen Wetterlagen vermehrt vegetativ reagieren und Kreislaufprobleme bekommen.

Ablauf und begleitende Umstände sollten so organisiert werden, dass ruhig und ohne jeden Zeitdruck gearbeitet werden kann. Der Therapeut selbst sollte nicht unter Zeitdruck stehen. Zu leicht überträgt sich sonst seine Aufregung störend auf alle Beteiligten.

Besonders wichtig für die Vorbereitung ist eine umfassende Aufklärung des Patienten über das Procedere des Blutegelsetzens und das anschließende Verhalten. Auch erscheint eine beruhigende Einflussnahme auf den Patienten sinnvoll. Eine zu große Aufregung kann entsprechend zu dominierender sympathikotoner Regulationslage führen mit konsekutiv kalten und schlechter durchbluteten Akren. In diesem Falle bereitet dann das Ansetzen von Blutegeln an peripheren Lokalisationen (z. B. Rhizarthrose) erfahrungsgemäß größere Anlaufschwierigkeiten. In dieser Situation können die zu behandelnden Stellen geeigneterweise auch vorher mittels Wärmebehandlungen vorbereitet werden (s.u.).

Vor Beginn einer Blutegeltherapie sollten die folgenden notwendigen Materialien bereitgehalten werden (*Abb. 4.1*):

- Frische, ungebrauchte, gut gereinigte Blutegel (mindestens 24 Stunden zuvor angeliefert)
- Behältnis für voll gesogene benutzte Egel
- Wasserdichte Unterlagen, Handtücher
- Kompressen, Rollbinden, saugfähige Vlieswindel
- Warmes und kaltes Wasser
- Schere, Einmalrasierer
- Einweghandschuhe
- Eventuell Glasröhre, kleiner Schröpfkopf oder abgeschnittene Einwegspritze
- Allergiemedikation, Injektionsbesteck, Lanzette oder Kanüle
- Blutdruckmessgerät

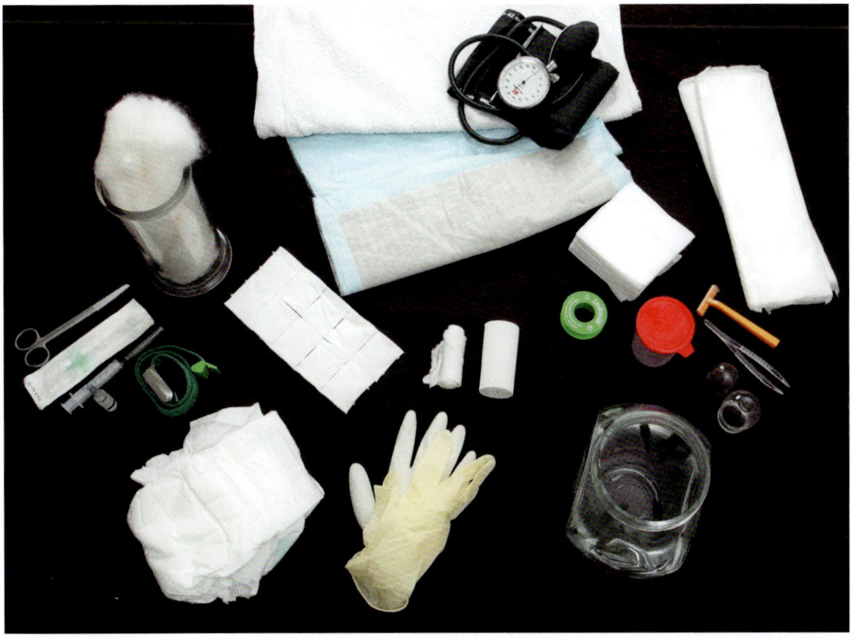

Abb. 4.1 Materialien, die bei einer Blutegelbehandlung bereitgehalten werden sollten.

4.1 Vorbereitung der Hautstelle

An der vorgesehenen Applikationsstelle sollte die Haut ein bis zwei Tage lang frei von Duftstoffen, Chemikalien oder lokalen Therapeutika gehalten werden. Eine Desinfektion vor dem Ansetzen ist nicht sinnvoll, da die Blutegel empfindlich reagieren, so dass sie dann evtl. nicht anbeißen. Asepsis lässt sich ohnehin nicht erreichen, ohne die Blutegel dabei zu töten. An dicht behaarten Applikationsstellen kann das Rasieren erforderlich werden und sollte sehr gründlich erfolgen, da spitze Haarborsten den Egel behindern. Anschließendes Trockenreiben bis zur Hautrötung begünstigt durch die Hyperämisierung das Anbeißen. Andere durchblutungsfördernde Maßnahmen, welche gleichzeitig die Haut erweichen, (heißer Schwamm oder Kompresse, Rotlicht, warme bzw. heiße Teilbäder von Armen und Füßen) unterstützen rasches Saugen, sind aber relativ selten notwendig, außer bei peripheren Lokalisationen wie Behandlung der Rhizarthrose oder der Füße. Hyperämisierend wirkt auch eine vorherige Schröpfkopfapplikation, Einreibungen sind ungeeignet. Das Befeuchten der Haut mit Wasser kann das Anbeißen begünstigen, da die Egel so einen besseren Halt für die Saugnäpfe finden. Das „Anlocken" von Blutegeln mit Zuckerlösung ist nicht notwendig.

4.2 Applikation

Auswahl

Es werden nur gesunde und beißwillige Egel aus dem Glas genommen, keine die z. B. gerade im Häutungsprozess stecken oder träge auf dem Boden des Gefäßes ruhen. Am besten geeignet sind Egel,

- die sich rasch und lebhaft durch das Wasser schlängeln,
- die sich gleich an die Hand des Therapeuten heften, wenn er in das Gefäß fasst,
- die sich auf Berührung sofort reflexartig zur Olivenform zusammenziehen, um gleich darauf den Vorderkörper wieder in tastender Bewegung auszustrecken.

Man bevorzuge eher kleine bis mittelgroße Egel. Bisse kleiner Egel sind weniger schmerzhaft und die Bisswunden heilen i.d.R. schneller ab.

Ansetzen

Die Egel werden mit den Fingern aus dem Glasbehälter geholt. Einweghandschuhe schützen den Therapeuten davor gebissen zu werden. Eine Kompresse kann beim Greifen der Egel hilfreich sein. Am Handschuh festgesaugte Egel können durch vorsichtiges Lösen des Saugnapfes abgenommen werden. Unbedingt zu vermeiden sind Pinzetten oder scharfe Instrumente, welche den Blutegel verletzen könnten.

Wenn die Egel nicht punktuell auf eine bestimmte Stelle gesetzt werden sollen, beispielsweise wenn es sich um einen ausgedehnteren schmerzhaften Bereich am Rücken (Dermatom) handelt, legt man eine größere Kompresse in die Hohlhand und darauf ein bis drei Blutegel. Dann drückt man diese gemeinsam sanft auf die Haut und fixiert die Kompresse mit der Hand an den Rändern. Verspürt der Patient mehrere Bisse bzw. einen lokalen Schmerz und sind rhythmische pulsierende Bewegungen am gekrümmten Hals der Egel zu erkennen, kann die Hand gelöst und der Bereich provisorisch warm und dunkel gehalten werden, z. B. durch lockeres Abdecken mit einem Frotteehandtuch.

Kommt es auf punktgenaues Ansetzen an, müssen die Egel einzeln nacheinander gesetzt werden. Man fasst einen Egel mit Daumen und Zeigefinger am Schwanzende (ohne zu quetschen) – eventuell mit Hilfe einer Kompresse – und hält den Kopf (schmaleres, spitzeres, suchendes Körperende) an die gewünschte Stelle. Er wird vorsichtig immer wieder an die gewünschte Stelle geführt, bis er angebissen hat und zu saugen beginnt. Manchmal ist es sinnvoll, die Applikationsstelle mit etwas Wasser anzufeuchten, um die Beißbereitschaft zu erhöhen.

Falls er sich an unerwünschter Stelle anheftet, kann er vor dem Beißen behutsam mit dem Fingernagel, der unter den Saugnapfrand geschoben wird, abgelöst werden. Eine andere Möglichkeit wäre, eine gut haftende Folie mit dem Ausschnitt für die gewünschte Applikationsstelle aufzulegen bzw. mit Pflaster den gewünschten Applikationsort einzugrenzen (z. B. sinnvoll bei Rhizarthrose-Behandlung). Als Hilfsmittel können auch ein kleines Glasröhrchen, eine abgeschnittene Einmalspritze oder ein kleines Schröpfglas dienen, welches dann mit einem oder mehreren Egeln auf die entsprechende Stelle aufgesetzt wird, so kann an mehreren Stellen gleichzeitig angesetzt werden. Beim Abheben des Glases muss allerdings darauf geachtet werden, dass die Egel nicht noch saugen.

Eine Einwegspritze (2ml oder 5ml, je nach Egelgröße) kann an der Spitze je nach Bedarf gerade oder schräg abgeschnitten werden, die Kanten sollten am besten über einer Flamme geglättet werden. Der Stempel wird herausgezogen, so dass der Egel hinein kriechen kann. Dann schiebt man ihn mit dem Stempel oder etwas Mull soweit hinein, dass der Kopf die Ansatzstelle berührt. Sobald er angebissen hat, schiebt man ihn ganz aus der Spritze hinaus, damit er ausreichend Platz zum Vollsaugen hat.

Wenn die Blutegel ohne objektiven Grund nicht beißen, kann die Haut mit einer sterilen Kanüle oder einer Lanzette angeritzt werden, so dass etwas Blut austritt und der Egel nicht widerstehen kann.

> **! *Cave***
>
> Hatte der Egel so Kontakt mit Blut, beißt aber trotzdem nicht, kann er auf keinen Fall mehr an einen anderen Patienten angesetzt werden und darf auch nicht in das Glas mit frischen Egeln zurückgesetzt werden!

Saugprozess

Während des Saugens sollte man die Blutegel ungestört lassen. Nach Möglichkeit sollte man sie mit einer Kompresse und Watte zudecken, damit sie weder Kälte noch Licht ausgesetzt sind und die Hautstelle nicht abkühlt. Die Abdeckung dient auch zur Aufnahme der wässrigen Flüssigkeit (Wasser sowie überflüssige Serumbestandteile), welche die Egel während des Saugens absondern. Der Patient sollte bequem gelagert werden, und die Egel sollten genügend Platz zum Saugen haben, so dass sie während der Behandlung nicht abgerissen oder gequetscht werden können.

> **! *Cave***
>
> Die abgesonderten Serumbestandteile können genauso infektiös wie Blut sein, daher sollte der Therapeut sich schützen!

Die Egel lassen von selbst los, sobald sie voll gesogen sind, normalerweise nach etwa 20 bis 60 Minuten. An sehr gut durchbluteten Hautstellen können sie schon nach 10 Minuten fertig sein (selten). Unter ungünstigen Umständen kann es aber auch zwei Stunden dauern. Manchmal bleiben sie dann prall gefüllt und bewegungslos liegen. Hilfreich ist dann gelegentliches Anstoßen oder Streichen mit einer Kompresse, so dass sie aufwachen und weitersaugen oder abfallen. Beim Ablösen darf niemals Gewalt angewendet werden, sonst sind Komplikationen in Form von Entzündungen möglich. Ganz besonders ist das Erbrechen von Mageninhalt durch starke Manipulationen denkbar. Richtig ist es, sanft mehrmals ihren ganzen Körper zu schütteln, den hinteren Saugnapf, der als Stütze dient, mit dem Fingernagel zu lösen, so dass der Egel durch sein Eigengewicht, welches einen Zug auf das Kopfteil ausübt, von selbst abfällt.

Vom Versuch, Salz oder andere Substanzen zu verwenden, um den Egel durch Schmerz oder Erschrecken zum Ablösen zu bringen, ist abzuraten, dies kann ein Erbrechen des Egels auslösen und in der Folge eine Wundinfektion befördern.

Nachbehandlung

Nach dem Abfallen der Blutegel dauert es gewöhnlich drei bis zwölf Stunden, bis die Blutung aus den dreizackigen Bisswunden zum Stillstand gekommen ist. Aber auch mehr als 24 Stunden können bei Bissen größerer Tiere noch als normal gelten. Das langsame Ausströmen des Blutes ist ein wichtiger Bestandteil der Therapie und führt i.d.R. nicht zu systemisch relevantem Blutverlust. Bei rascher Blutstillung sind die Behandlungserfolge erfahrungsgemäß geringer und die Wunden zeigen eine erhöhte Entzündungsbereitschaft. Der nach außen gerichtete Blutstrom sichert die entstauende Wirkung und verhindert Komplikationen, da eventuell beim Beißen eingedrungene Keime ausgespült werden. Bei guter Nachblutung deckt man die Wunden zunächst nur provisorisch ab, kontrolliert nach 15–30 Minuten das Ausmaß der Nachblutung und legt dann erst den endgültigen Verband locker an. Vorsorglich sollte der Patient darauf hingewiesen werden, bis zur spontanen Blutstillung auf stärkere körperliche Aktivitäten zu verzichten, denn die eintretende Erleichterung und Besserung führt schnell zu einer Überbelastung und möglicherweise zu stärkerer Blutung. Auch zu vermehrter Flüssigkeitsaufnahme sollte geraten werden, da es durch die Anregung des Lymphstromes zu gesteigerter Wasserausscheidung kommen kann und der Blutdruck durch die Nachblutung und Nachruhe etwas niedriger als vor der Behandlung sein kann.

Über die Wunden wird nur ein steriler Tupfer oder eine Kompresse gelegt, darüber mehrere Zentimeter dick und weit über den Wundbereich Zellstoff oder Watte in solcher Menge, dass alles austretende Blut gut aufgenommen werden kann. Die Schichten werden durch Mullbinden locker befestigt, um den Blutstrom nicht durch Kompression zu behindern. Bei weiter ausgedehnten Bereichen, besonders im Rumpfgebiet, ist es praktischer, den Verband durch ein größeres Handtuch zu fixieren, das mit einer Sicherheitsnadel oder einem Pflasterband zusammengehalten werden kann. Vorteilhaft ist, dass der Patient am Behandlungstag leicht waschbare und entsprechend weite Kleidung trägt, um dem lockeren Verband Platz zu schaffen. Am nächsten Tag steht die Blutung gewöhnlich und der Verband kann reduziert werden. Beim Verbandswechsel kann es durch versehentliches Lösen der Krusten zu geringfügigem Blutaustritt kommen.

Die Krusten fallen nach ca. einer Woche von selbst ab. Um eine nachfolgende Infektion zu verhindern, empfiehlt es sich in dieser Zeit Pflaster zu tragen, da diese das Aufkratzen bei eventuell auftretendem Juckreiz (s. Kap. 11: Unerwünschte Wirkungen) verhindern und der Wundverschluss vor der Zug- und Scherbelastung der Kleidung geschützt ist. Längere Aufenthalte im Wasser sind in den nachfolgenden Tagen ebenfalls zu vermeiden, damit die Krusten sich nicht vorzeitig lösen. Für Patienten, die nach einigen Tagen wieder an hydrotherapeutischen Anwendungen teilnehmen sollen oder schwimmen wollen, haben sich Aquapflaster bewährt, die aber anschließend wieder durch einfache Pflaster ersetzt werden sollen.

Es ist sinnvoll, dem Patienten ein Merkblatt mitzugeben (siehe Anhang), auf welchem Verhaltensregeln aufgezeigt sind, und die Ausgabe des Merkblattes in seiner Karteikarte zu verzeichnen. Darüber hinaus sollte dem Patienten immer eine (Bereitschafts-)Telefonnummer angegeben werden, für den Fall, dass es zum Auftreten unerwünschter Wirkungen kommt.

Unvermeidbar sind selbstverständlich die Bisswunden, die bei Keloidneigung unter Narbenbildung abheilen können. Im Regelfall kommt es je nach Hauttyp zu einer Depigmentierung im Bereich der Bissstelle, welche unterschiedlich lange anhält. Die Ränder der dreizackigen Wunde schwellen in einem Zeitraum von 12–48 Stunden an, verbunden mit einem Spannungsgefühl, leichter Wärme und Rötung durch erweiterte Blutgefäße. Auch ein leichtes Ziehen und Pulsieren kann fühlbar sein. Die Umgebung der Wunde verfärbt sich blassrot bis violett und wie bei einem normalen Bluterguss nach einigen Tagen für ca. zwei Wochen gelblich. Diese Erscheinungen sind normal, sie sind nicht Ausdruck einer Infektion und bedürfen keiner Nachbehandlung. Die Bissstellen sind noch etwas länger zu erkennen. Sie verkleinern sich rasch, blassen ab und werden nach wenigen Wochen unsichtbar. Fast immer geht die Heilung mit einem mehr oder minder stark ausgeprägten Juckreiz einher, ähnlich wie nach einem stärkeren Mückenstich. Zu starker Juckreiz kann durch feuchte Umschläge mit Essigwasser oder Quark gelindert werden.

Eine seltene Komplikation ist die übermäßige Blutung. Die aus der Geschichte bekannten Komplikationen wurden durch den Einsatz übertrieben großer Mengen von Egeln oder Nichtbeachtung von Kontraindikationen herbeigeführt. Bei Applikation an ein großes, oberflächlich gelegenes Gefäß kann ein großer Blutegel u. U. bereits zu starkem Blutverlust führen. Die einfachste und fast immer ausreichend wirksame Methode der Blutstillung ist die Kompression der Wunde mittels eines Druckverbandes. Eine Wundnaht oder Kauterisation wirkt im Bedarfsfall noch sicherer.

Häufigste Komplikation ist die sekundäre Wundinfektion, die dann vor allem zu erwarten ist, wenn die Blutung unsachgemäß gestillt oder der Wundverband zu schnell gewechselt wurde, wobei die Wunde aufriss, und vor allem wenn der Patient sich kratzt, so dass Hautbakterien eindringen können. Deshalb ist es besonders wichtig, den Patienten auf den Juckreiz vorzubereiten und durch entsprechende Verbände vorzubeugen. Besondere Vorsicht ist bei Körperstellen geboten, wo mechanische Reize den Juckreiz weiter provozieren, d. h. Kleidungsstücke scheuern.

5 Indikationen

P. Flecken, A. Michalsen, unter Mitarbeit von U. Storck

5.1 Varicosis/Venenerkrankungen

Der Bereich der Venenleiden ist eines der bekanntesten traditionellen Einsatzgebiete für die Blutegeltherapie. Es existiert eine Fülle überwiegend kasuistischer und empirischer Literatur zu diesem Indikationsgebiet, auch bezüglich der postoperativen Thromboseprophylaxe in der Klinik, hier noch vor der Zeit der Einführung des heutigen Standards, der Heparinprophylaxe. So gab der französische Chirurg Termier bereits in den 20er Jahren des 20. Jahrhunderts die Empfehlung, Blutegel postoperativ zum Zwecke der Thromboseprophylaxe einzusetzen. Dieser Vorschlag wurde zunächst in Frankreich übernommen und später in zahlreichen Kliniken weltweit mit Erfolg umgesetzt. Zusätzlich zu den fibrinolytischen und die Viskosität des Blutes positiv beeinflussenden Effekten beobachteten die Kliniker hierbei auch eine bakterizide und spasmolytische Wirkung, die subjektiv dem Allgemeinzustand des jeweiligen Patienten sehr zuträglich war. Dadurch erlangte die Blutegeltherapie für lange Zeit einen festen Stellenwert in vielen Krankenhäusern und wurde trotz des erforderlichen Zeitaufwandes, bedingt durch den Verbandswechsel und die Haltung der Egel etc., breit eingesetzt. Letztlich zeigten vergleichende Dokumentationen aus dieser Zeit jedoch keine sichere Wirksamkeit der Thromboembolieprophylaxe mit Blutegeln, vermutlich auch aufgrund der unsicheren Pharmakokinetik und schlechten Steuerbarkeit der Antikoagulation mit Blutegeltherapie. Mit Aufkommen der Heparinprophylaxe verloren die Blutegel dann rasch an Bedeutung, eine Anwendung zur Thromboseprophylaxe ist heute nicht mehr zeitgemäß. Bei der Therapie tiefer venöser Thrombosen mit Blutegeln werden zu geringe systemische Effekte erreicht, so dass von keiner relevanten systemischen fibrinolytischen Aktivität auszugehen ist. Eine additive Blutegelbehandlung bei akuter tiefer Beinvenenthrombose kann wegen der heute etablierten initialen Antikoagulation und der damit verbundenen Kontraindikation nicht mehr erfolgen.

Die Blutegeltherapie bei venösen Erkrankungen kann heute aber sowohl bei akuten oberflächlichen Phlebitiden als auch bei chronisch symptomatischer venöser Insuffizienz (CVI) durch Varicosis und postthrombotischem Beschwerdekomplex sinnvoll angewendet werden. Gute Wirkungen sind insbesondere bezüglich der symptomatischen Behandlung von Varizen bekannt. Zwar können Blutegel die varikösen Ausweitungen und Klappeninsuffizienzen keinesfalls rückgängig machen, sie gelten jedoch als schnell helfendes Mittel bei den begleitend auftretenden Beschwerden. Schwellungen, Schweregefühl und Schmerzen an Varixknoten oder im perivenösen Gewebe lassen in der Regel deutlich nach. Es ist zu betonen, dass die Blutegeltherapie bei symptomatischer Varicosis in ein Therapiekonzept mit weiteren sinnvollen, v.a. entstauenden Behandlungsverfahren integriert werden sollte. Vorrangig sind bei der chronisch venösen Insuffizienz die Gewichtsnormalisierung bei Adipositas, Bewegungstherapie und Kneipp-Hydrotherapie. Weiter sollten unterstützende Maßnahmen wie Stütz-/Kompressionsstrümpfe und Wickelungen zur Optimierung des Behandlungserfolges beibehalten bzw. als kombinierte Therapie empfohlen werden.

Der Patient ist in jedem Falle darauf hinzuweisen, dass die Blutegeltherapie zu einer symptomatischen Besserung, i.d.R. nicht aber zu einem kosmetischen Ergebnis, also der Rückbildung von Varizen führt.

Von der symptomatischen Varicosis in der Indikation abzugrenzen ist die so genannte Besenreiser-Varicosis. Mit dieser meist asymptomatischen Form der Varicosis kommen in der Hauptsache Patientinnen in die Praxis. Sie erhoffen sich durch die Behandlung kosmetische Effekte. Tatsächlich können sich die kosmetischen Befunde bei Besenreiser-Varicosis durch eine Behandlung bessern, allerdings existieren keine verlässlichen Daten für eine etwaige Quantifizierung des Therapieerfolges. Für eine sachgerechte Patienteninformation ist es daher auch hier, analog dem Vorgehen bei CVI, wichtig, darauf hinzuweisen, dass sich die Optik durch die Blutegelbehandlung häufig nicht verändert und sogar bleibende kleine Narben sowie Depigmentationen durch die Blutegelbisse entstehen können.

Der Verlauf der akuten oberflächlichen Phlebitis wird durch den Einsatz von Blutegeln zumeist deutlich positiv beeinflusst, und die Patienten verspüren oftmals direkt im Anschluss an die Behandlung einen fühlbaren Rückgang ihrer Beschwerden. Durch die starke antientzündliche, blutverdünnende und lymphstrombeschleunigende Wirkung lassen Schwellung und Schmerz schnell nach, der erwünschte lokale Aderlass kann die betroffene Region noch zusätzlich entstauen.

Erfahrungswerte aus der Praxis legen nahe, dass bei akuten Venenentzündungen einmalig eine größere Anzahl Blutegel als bei chronischen Venenleiden anzuwenden ist. Chronische Venenleiden wiederum profitieren von wiederholten, seriellen Behandlungen.

Praktische Vorgehensweise

Die Lokalisation der zu behandelnden Stellen muss am stehenden Patienten erfolgen, da dann der maximale Füllungszustand der Gefäße gegeben ist. Die Blutegel werden nie auf eine sicht- oder tastbare Vene gesetzt, sondern immer paravenös, geeigneterweise proximal oder seitlich in geringem Abstand zur sichtbaren Vene. Das Ansetzen der Blutegel kann anschließend am liegenden Patienten erfolgen. Sobald die Blutung zum Stillstand gekommen ist und sich die dunklen Krüstchen gebildet haben, sollten auf diese Stellen kühlende Auflagen aufgebracht werden. Bewährt sind hier Quark- oder Zitronenwickel, diese unterstützen den Behandlungserfolg und lindern bzw. unterbinden den häufiger nachfolgenden Juckreiz und die Schwellung. Der Patient sollte in den folgenden zwei Tagen nach der Behandlung das Bein gut hoch lagern und speziell darauf hingewiesen werden, keinesfalls an oder um die Bissstellen herum zu kratzen, da ansonsten im Bereich der Bissstellen verstärkter Juckreiz, lokale Überreaktionen mit Lymphknotenschwellung, Sekundärinfektionen sowie optische Beeinträchtigungen entstehen können.

Die nachfolgenden „Dosierungsrichtlinien“ stellen je nach Indikation eine Empfehlung dar, die im Einzelfall anzupassen ist. Darüber hinaus bewährte sich in der Praxis die Regel, die Blutegeltherapie zur Behandlung venöser Erkrankungen nicht an heißen Tagen durchzuführen. Der Einsatz hier empfiehlt sich nur bei akuter Indikation.

Akute Phlebitis, akute oberflächliche Thrombose

Sechs bis 10 Blutegel werden dicht perivenös angesetzt. Die Behandlung erfolgt ggf. zwei- bis dreimal in ca. einwöchigem Abstand bis zum völligen Abklingen der Beschwerden. Bei notwendiger Wiederholungsbehandlung sollte das Blutbild kontrolliert werden.

Postthrombotisches Syndrom nach tiefer Beinvenenthrombose

Die adjuvante Behandlung (nur nach Beendigung der medikamentösen Antikoagulation!) kann hier oberflächlich auf Höhe des betroffenen Gebietes erfolgen. Wiederholungen der Behandlung können bei guter erster Beschwerdebesserung und verzögertem Abklingen des Wirkeffektes erwogen werden. Zu beachten ist, dass die Blutegel nicht direkt auf Bereiche mit ausgeprägten dermatitischen Veränderungen und Ulkusneigung angesetzt werden sollten, um Wundheilungsstörungen zu vermeiden.

Chronische Krampfaderbeschwerden (chronisch venöse Insuffizienz, CVI)

Die typischerweise v. a. nach orthostatischer Belastung auftretenden Symptome wie Schweregefühl, Schmerzen, Schwellung und Juckreiz in den Beinen ergeben die Indikation zur Behandlung, nicht der kosmetische Befund.

In der Regel werden 4 bis 6 Blutegel gleichmäßig verteilt perivenös angesetzt. Wiederholungen der Behandlung sind im Abstand von 4 bis 6 Wochen bzw. nach Abklingen des Wirkeffektes durchzuführen. Bei ausgeprägter Varicosis an Ober- und Unterschenkeln kann es notwendig sein, mehr Blutegel (10–12) perivenös anzusetzen, um den symptomatischen venösen Bereich zufriedenstellend abzudecken. Hier sollten vor beidseitiger Behandlung bzw. Wiederholungsbehandlungen Blutbildkontrollen durchgeführt werden.

Spezielle Empfehlungen gelten für eine ausgeprägte CVI mit sekundären venösen Ulzera an Unterschenkel und Vorfuß. Ein Ansetzen der Blutegel im Ulkusbereich sollte nicht erfolgen, wenngleich vereinzelte Fallberichte von guten Erfolgen dieser Praxis berichten. Vielmehr sollte speziell die proximale und seitliche Umgebung des ulzerierten Hautbereiches im Abstand von etwa 2–10 cm vom Wundrand mit einigen Blutegeln speziell versorgt werden.

Besenreiser-Varicosis

Die Dosierung der Blutegel erfolgt nach Ausmaß der Varicosis, i.d.R. wird man nicht mehr als 4 bis 5 Blutegel für eine umschriebene Besenreiser-Varicosis benötigen. Die Blutegel können unmittelbar in der varikösen Region und Umgebung angesetzt werden.

5.2 Gelenkarthrosen

Die erfolgreiche Behandlung von symptomatischen Arthrosen mit Blutegeln wirft zunächst die Frage nach dem Wirkmechanismus auf, da primäre Wirkungen der Blutegeltherapie auf die Gelenkarthrose und den Gelenkknorpel nicht zu erwarten sind. Offensichtlich beruht der Erfolg der Blutegelbehandlung also auf anderen Wirkmechanismen. Bekannt ist, dass bei chronifizierten Schmerzsyndromen durch degenerative Arthrosen neben der eigentlichen Knorpeldestruktion und begleitender entzündlicher intraartikulärer Reaktionen auch eine Vielzahl umgebender Haltestrukturen des Gelenkes, der Sehnen-Muskel-Bandapparat sowie das sekundär veränderte periartikuläre Bindegewebe am Schmerzgeschehen maßgeblich beteiligt sind (s. a. Kap. 6: Blutegeltherapie bei rheumatologischen Erkrankungen). Diese bekannten Zusammenhänge bilden auch die Grundlage für die hinlänglich etablierte Anwendung der Verfahren der externen physikalischen Therapie, der Thermotherapie und der Massage bei Arthroseleiden. Die „Injektion" der Inhaltsstoffe der Saliva des Blutegels in das betroffene periartikuläre Gewebe kann diese Strukturen vielfältig beeinflussen. Durch die lokalen antiinflammatorischen und durchblutungsfördernden Wirkungen wird die Gewebe- und Stoffwechselfunktion am betroffenen Gelenk positiv beeinflusst. Unterstützend kann hier evtl. auch die lokale Entstauung durch Aderlass und Lymphdrainage wirken. Möglicherweise kann auch der Erklärungsansatz nach dem Modell der Grundregulation von Pischinger zum verbesserten Verständnis der Blutegelwirkung beitragen. Pischinger lenkte die Aufmerksamkeit in der Pathogenese vieler Erkrankungen nicht auf zelluläre Prozesse, sondern auf die Zellumgebung, die so genannte interstitielle Grundsubstanz als Eiweißregulator und Eiweißspeicher. In der Grundsubstanz kann Eiweiß in Form von Kollagenen, Proteoglykanen und Glykosaminoglykanen abgelagert werden. Übersteigen z. B. die Eiweißablagerungen die individuell verschiedenen Möglichkeiten zum Eiweißabbau, erfolgt eine Verlegung der extrazellulären Transitstrecke, die z. B. Mikro- und Makroangiopathien und Entzündungsprozesse zur Folge hat. Dabei handelt es sich um Ablagerungen von nicht weiter abbaubaren Proteinmetaboliten wie beispielsweise der glykierten Proteinendprodukte. Diese Zusammenhänge könnten auch für chronisch degenerative Erkrankungen im Zusammenspiel mit einer eingeschränkten Kapillardurchblutung und Gefäß-Endothel-Funktion bedeutsam sein. Wenngleich die Rolle der Blutegeltherapie für die postulierte gestörte Grundsubstanz noch spekulativ bleiben muss, kann angenommen werden, dass die Kombination der vielfältigen Wirkungen der Saliva-Inhaltsstoffe und der lokalen Entstauung einen positiven Einfluss auf das „Zelle-Milieu-System" auszuüben in der Lage ist und sich auf diesem Wege die Stoffwechsellage um das betroffene Gelenk herum verbessert.

Häufigkeit der Anwendung in der Schmerztherapie bei Arthrosen

Die Häufigkeit der Behandlungen ergibt sich primär aus dem Beschwerdeverlauf nach der ersten Behandlung. Für die Mehrzahl der Patienten stellt sich zumeist nach der ersten Behandlung eine signifikante Besserung der Beschwerden ein. Eine Wiederholung der Therapie ist dann entsprechend bei spürbar deutlichem Nachlassen dieser Erstwirkung angezeigt. Daten der größeren Beobachtungsstudie der Kliniken Essen-Mitte zeigen beispielsweise, dass von 400 behandelten Patienten mit Kniearthrose nach einer einmaligen Behandlung etwa 15 % keine relevante Wirkung, 35 % eine positive Wirkung von 3 bis 4 Monaten Dauer und 50 % eine positive Wirkung von 6 bis mehr als 12 Monaten feststellen. Ein geringerer Anteil der Patienten (< 10 %) berichtet erst bei der zweiten Behandlung über einen relevanten Wirkeffekt. Bei nicht ausreichender Erstwirkung sollten daher ein bis zwei Wiederholungsbehandlungen in engerem zeitlichem Abstand bis maximal 8 Wochen nach Erstbehandlung erfolgen. Bei fehlender Therapieansprache auf drei Behandlungsversuche ist ein weiterer Therapieerfolg nicht zu erwarten, es sollten dann weitere Therapieversuche unterbleiben. Prinzipiell können Blutegelbehandlungen immer wieder wiederholt werden, so dass ein langfristiges Konzept der symptomatischen Arthrosebehandlung damit möglich ist. Diese Therapie ist allerdings noch nicht in vergleichenden Studien zur konventionellen Therapie untersucht worden. In der Praxis machen die Patienten häufig selbst auf die nachlassende Wirkung der Erstbehandlung aufmerksam und melden sich sodann für die Folgebehandlung an. Die Intervalle zwischen den Behandlungen bleiben beim jeweiligen Patienten in der Regel in der gleichen Größenordnung. In der Praxis hat sich zumeist eine zweimal jährliche Behandlung betroffener Gelenke bewährt. Zu achten ist hierbei auf die seltene, aber mögliche Ausbildung einer Allergenisierung, d. h. es sollte speziell auch auf den Verlauf unerwünschter Wirkungen bei Folgebehandlungen geachtet werden. Kommt es im Behandlungsverlauf zu zunehmenden Hautreaktionen (s. Kap. 11: Unerwünschte Wirkungen), sollte ein längeres Intervall zwischen den Behandlungen gewählt und zunächst eine begleitende Medikation mit Antihistaminika vorgenommen werden. Bei Zunahme der Hautreaktionen sind weitere Blutegelbehandlungen zu unterlassen.

Lokalisationen und Technik einzelner Indikationen der Blutegelbehandlung

Kniegelenk

Es werden zumeist 4 bis 6 Egel um das erkrankte Gelenk herum gesetzt (*Abb. 5.1a, b*), wobei 1 bis 2 Egel auf maximale spontane oder palpatorische Schmerzpunkte gesetzt werden sollten. Vielfach werden hierbei in gleichmäßiger periartikulärer Verteilung vier Ansatzpunkte entsprechend den so genannten „Knieaugen" gewählt. Die Auswahl der Ansatzpunkte sollte aber die Lokalisation des Spontanschmerzes und des Druckschmerzes sowie des Kneifschmerzes des Gewebes (Bindegewebszonen) ausreichend mitberücksichtigen. Praktischerweise sollten hier auch die sog. „Kibler-Falten" bei der vorangehenden Untersuchung berücksichtigt werden. Auch die Gelenkstellung beeinflusst zumeist die maximalen Schmerzpunkte. Entsprechend wird bei Genu valgum oftmals eine vermehrte Schmerzhaftigkeit der lateralen periartikulären Gelenkstrukturen und Muskelansätze zu finden sein. Hier sollten dann auch betont Egelansatzpunkte gewählt werden. Bei Genu varum wiederum sind es vorwiegend die medialen Gelenkstrukturen, so vor allem der Ansatz des Pes anserinus, die in der Behandlung im Besonderen zu berücksichtigen sind. Bei schmerzhafter Patella, z. B. bei Retropatellararthrose, können auch direkt am Patellarand Blutegel angesetzt werden. Allerdings ist, wie generell beim Ansetzen von Blutegeln, auf eine ausreichende Dicke des Unterhautgewebes als Voraussetzung für einen erfolgreichen und sicheren Therapieverlauf zu achten.

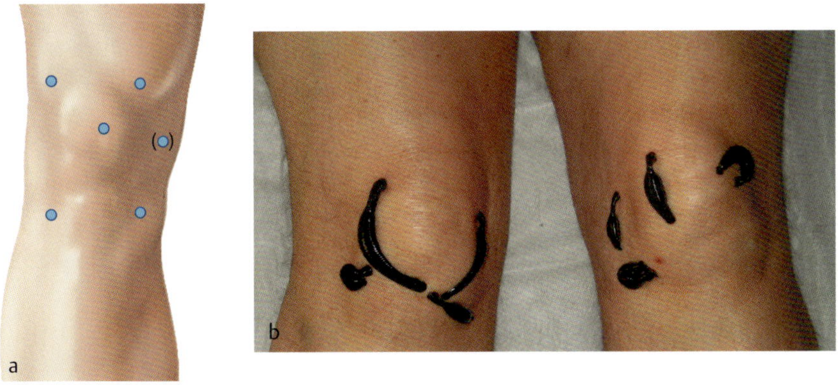

Abb. 5.1a,b Lokalisationspunkte der Blutegel am Kniegelenk.

Für die Nachbehandlung bei der Kniearthrose ist auch auf die Bedeutung der Physiotherapie hinzuweisen: Eine nachfolgende Stärkung des meist entlastungsbedingt atrophierten M. quadriceps mittels geeigneter Muskelübungen („Knieschule") ist ein wichtiger Baustein im gesamten Therapiekonzept. Eine erfolgreiche Schmerzlinderung nach der Egeltherapie geht meist mit einer unmittelbaren verbesserten Funktionsleistung des Gelenkes und somit verbesserten Übungsvoraussetzungen einher. Dem Patienten sollte die weitere Notwendigkeit von Übungen deutlich vermittelt werden, denn dies unterstützt die Nachhaltigkeit des Behandlungserfolges. Allerdings sollte keinesfalls in den ersten Tagen nach Eintritt der Wirkung sofort eine zu starke Belastung des Gelenkes erfolgen, da sonst die Wirkung der Therapie zunichte gemacht werden kann. Die Patienten sollten auch hierauf hingewiesen werden.

Trotz der dargestellten Bedeutung des Lokalbefundes für die Auswahl der Ansatzpunkte der Hirudotherapie kann auch bei fehlender Gewebe- und Druckschmerzhaftigkeit ein Behandlungsversuch erfolgversprechend sein. Hier sollte dann die Therapie an den vier periartikulären Punkten als Standard erfolgen. Die bisherigen Studienergebnisse ergeben auch keinen Hinweis darauf, dass die Wirkung der Blutegeltherapie maßgeblich vom Stadium der Arthrose abhängig ist. So zeigte sich eine in etwa vergleichbare Erfolgsquote bei Patienten mit röntgenologisch stark fortgeschrittener Arthrose gegenüber Patienten mit leichter bzw. beginnender Arthrose und Gonalgie. Eine Sicherung der Diagnose einer Arthrose mit Bildgebung sollte allerdings erfolgen. So hat die Blutegeltherapie erfahrungsgemäß bei anderen Schmerzursachen am Kniegelenk, hier v.a. der traumatischen Meniskopathie, nur eine geringe Erfolgsrate.

Häufig findet sich bei Patienten mit Kniegelenkarthrose auch nebenbefundlich eine Bakerzyste. In der klinischen Praxis wird häufig nach Blutegeltherapie eine deutliche Reduktion der Zystengröße und eine Beschwerdebesserung beobachtet, wenn Ansatzpunkte in der Umgebung oder direkt auf der Zyste mitberücksichtigt wurden.

Schultergelenk

Die Ursachen einer schmerzhaften Arthrose des Schultergelenks sind aufgrund der Komplexität des Gelenkaufbaues sehr vielschichtig und werden durch die gemeinhin

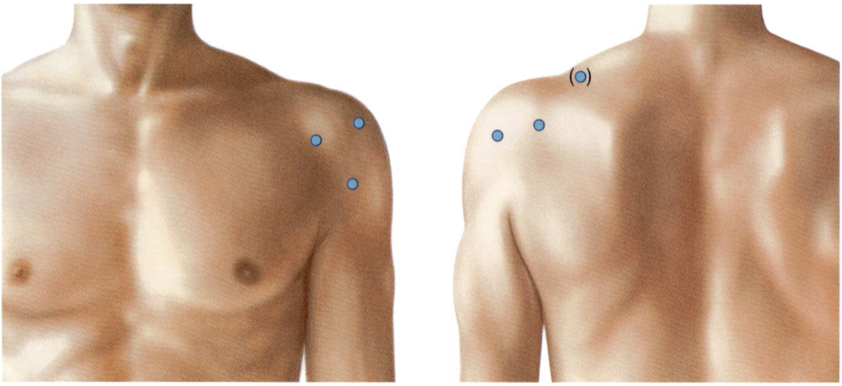

Abb. 5.2 Lokalisationspunkte der Blutegel am Schultergelenk.

verwendete Bezeichnung „Periarthritis humeroscapularis" nur ungenügend genau beschrieben. Für die Praxis der Blutegeltherapie kann jedoch ein pragmatischer Ansatz im Sinne des Modells einer regionalen Schmerztherapie gewählt werden. Hierbei werden in der Regel 4 bis 8 Blutegel unter Berücksichtigung der maximalen Schmerzpunkte und Triggerpunkte um das Gelenk herum angesetzt. Schmerzpunkte berücksichtigen häufig den vorderen und hinteren Kapselschmerz sowie den proximalen Verlauf der vorderen Bizepssehne. Die Blutegel sollten ventral und dorsal verteilt sein (*Abb. 5.2*). Für die ambulante Therapie ist hier im Besonderen auf eine geeignete Verbandstechnik zu achten, die sich bei der Schulterlokalisation vergleichsweise schwierig gestaltet.

Hüftgelenk

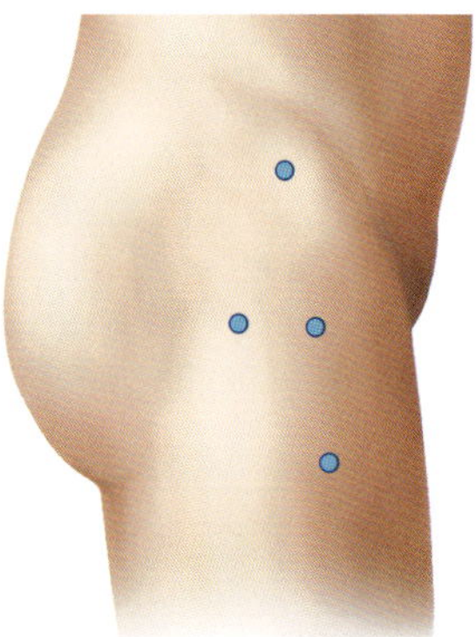

Abb. 5.3 Lokalisationspunkte der Blutegel am Hüftgelenk.

Anatomisch ist das Hüftgelenk im Gegensatz zum Knie- und Schultergelenk durch die starke muskuläre Einbettung nur schlecht zugänglich. Infolgedessen ist eine erfolgreiche Behandlung meist nur schlankeren Patienten vorbehalten oder bei wesentlicher Miteinbeziehung von schmerzhaften oberflächlichen muskulären und sehnigen Strukturen in das Gesamtschmerzbild zu erwarten. Insbesondere bei stark adipösen Patienten gelangen die Blutegelwirkstoffe durch die dicke Subkutis nicht nahe genug an das Gelenk heran. In Anbetracht der Größe des Gelenks setzt man hier (immer unter Beachtung des initialen Blutbildes) 8 bis 10 Egel direkt über dem Gelenk und dem Trochanter major an (*Abb. 5.3*). Aufgrund der erforderlichen Intensität der Behandlung sollten hier nur zwei initiale Behandlungsversuche zur Abschätzung der Therapieresponse erfolgen.

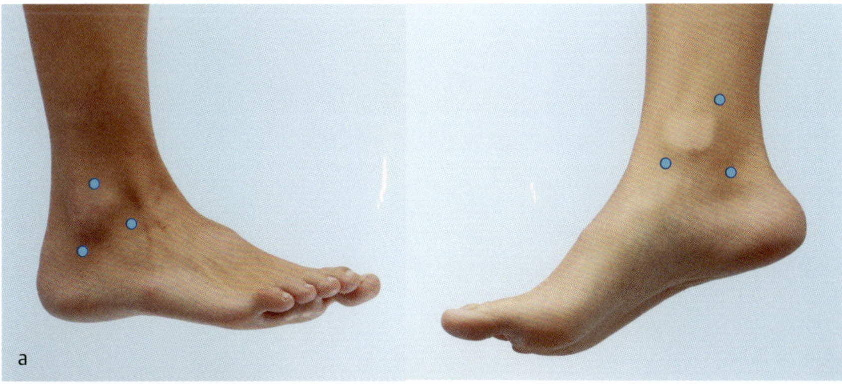

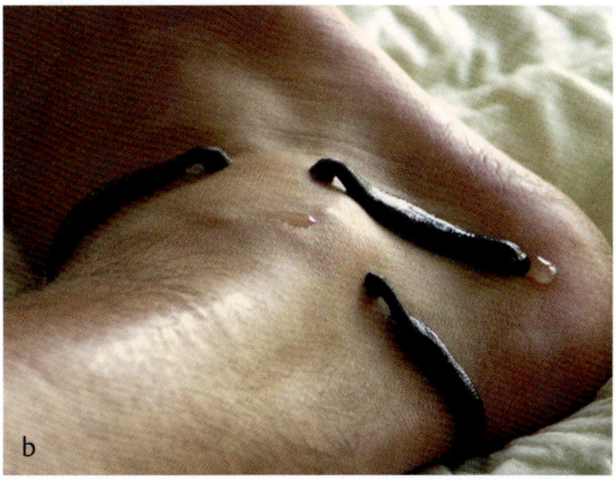

Abb. 5.4a,b Lokalisationspunkte der Blutegel am Sprunggelenk.

Sprunggelenk

In der Praxis bewährt hat sich die Butegeltherapie auch bei Arthrosen des Sprunggelenks. Die Anlage von 3 bis 6 Egeln kann medial und lateral erfolgen (*Abb. 5.4a, b*).

Kleine Gelenke

Die Anlage der Blutegel bei Arthrosen an peripheren Gelenken von Hand und Fuß ist prinzipiell erfolgversprechend und möglich, jedoch sind hier speziell die geweblichen Voraussetzungen strenger zu beachten. Im Bereich der Finger- und Zehengelenke sollten Blutegel nur an Stellen mit gut ausgebildeter Subkutis gesetzt werden. Eine Anlage von Egeln an Lokalisationen mit nur dünner Haut und geringer Subkutis führt zumeist zu mangelnder Wirkung sowie verzögerter oder gar komplizierter Wundheilung und sollte daher unterlassen werden. Für die kleineren Fingergrundgelenke Dig. 2 bis 5 werden in der Regel 1 bis 2 Egel verwendet. Gut geeignet für die Behandlung ist insbesondere die Arthrose des Daumensattelgelenkes, die Rhizarthrose. Hier können meist 1 bis 3 Egel im Bereich des angrenzenden Daumenballens sowie 1 bis 2 Egel direkt neben dem Gelenk oder am Schnittpunkt zwischen erstem und zweitem Strahl (Akupunkturpunkt Dickdarm 4) angesetzt werden (*Abb. 5.5*). Auch hier sollte die genaue Schmerzangabe der Patienten beachtet werden. Auch ein Ansatz der Egel bei der Arthrose des ersten Zehengrundgelenks sowie bei Podagra

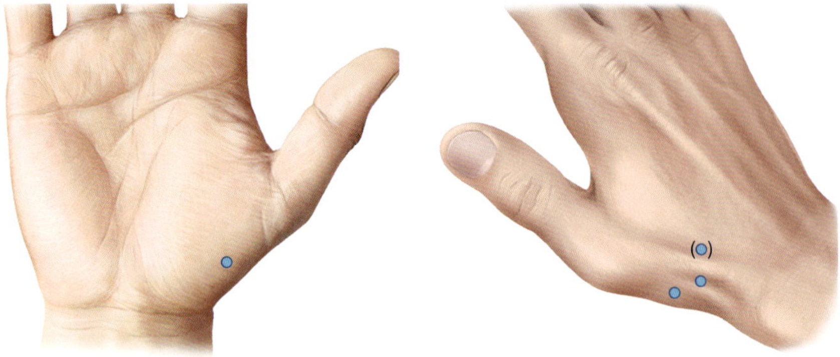

Abb. 5.5 Lokalisationspunkte der Blutegel am Daumensattelgelenk bei Rhizarthrose.

ist erfolgversprechend. Für diese peripheren Anlagestellen ist auf eine gute Vorwärmung und Durchblutung der Haut vor der Egelanlage zu achten. Bewährt hat sich insbesondere die vorherige Durchführung eines warmen Hand- bzw. Fußbades.

Eine Blutegelbehandlung der Finger-Polyarthrose (Heberden-Arthrose) ist hingegen kaum symptomatisch wirksam und darüber hinaus wegen der i.d.R. dort nur geringen Hautdicke nicht zu empfehlen.

5.3 Rheumatische Erkrankungen

Rheumatoide Arthritis

Für diese Indikation liegen bislang noch keine klinischen Studien vor. In der älteren Literatur wurde zumeist nicht ausreichend zwischen entzündlichen und aktivierten degenerativen Arthrosen differenziert. Allerdings legen viele Erfahrungsberichte heute den Schluss nahe, dass der Blutegeleinsatz bei einzelnen akut entzündeten Gelenken im Rahmen der rheumatoiden Arthritis durchaus erfolgversprechend ist. Beim Egeleinsatz im Rahmen dieser Indikation ist es besonders wichtig, am Folgetag der Behandlung das betroffene Gelenk zusätzlich zu kühlen (Umschläge, Kühlpads) und im Fall einer behandelten Extremität diese zwei bis drei Tage hoch zu lagern. Liegt aber ein systemischer Rheumaschub mit Befall mehrerer Gelenke vor, sind entsprechende, systemisch wirkende, Antirheumatika vorzuziehen.

Fibromyalgiesyndrom

Grundsätzlich sind lokale symptomatische Therapieansätze bei Fibromyalgie mit Zurückhaltung einzusetzen, da sie den Zugang zu eigenaktiven Behandlungsoptionen und Krankheitsbewältigung behindern können. Bei weichteilrheumatischen Beschwerden und Fibromyalgie-Syndrom wird allerdings immer wieder über gute Erfolge der Blutegeltherapie berichtet. Die multiplen Schmerzlokalisationen sowie die unklare Ätiologie lassen aber die lokale Blutegeltherapie hier eindeutig nachrangig erscheinen. Vorrangig sind klassisch naturheilkundliche Verfahren wie moderate Bewegungstherapie, Hydrotherapie und Ordnungstherapie (Entspannungsverfahren,

Stressreduktion, Krankheitsbewältigung, Mind-Body-Medizin, u. a.) sowie psychosomatische Therapie. Allerdings kann bei stark betontem und vorrangig schmerzhaftem Lokalbefund (z. B. Pes anserinus am Kniegelenk, ISG) ein Therapieversuch unternommen werden. Den für die Diagnosestellung definierten 18 Tenderpoints kommt hingegen keine spezielle zuweisende Funktion in der Lokalisation der Anlagepunkte zu. Die Blutegelbehandlung sollte immer in ein Gesamtkonzept mit übergeordneten Behandlungsverfahren eingebettet sein.

5.4 Tendovaginitis (v. a. Epicondylitis lateralis) und Tendinose

Epicondylitis

Die Epicondylitis lateralis („Tennisellenbogen“) ist eine weit verbreitete Erkrankung und erweist sich durch die übliche konservative Behandlung häufig als nur wenig erfolgreich behandelbar, der typische Verlauf ist durch Rezidive bei erneuter Beanspruchung und zunehmende funktionelle Einschränkung gekennzeichnet. Eine Therapie mit Blutegeln erzielt häufig innerhalb weniger Tage eine deutliche und oft länger anhaltende Beschwerdebesserung. Im akuten Fall werden 3 bis 6 Egel direkt über dem Entzündungsgeschehen, am lateralen Epicondylus und Umgebung, unter Umgehung der örtlichen Venen, gesetzt (*Abb. 5.6a, b*). Gegebenenfalls wird die Behandlung nach einer Woche wiederholt.

Der Arm sollte anschließend an die Behandlung wenige Tage geschont und möglichst oft hoch gelagert werden, um lokale Nebenwirkungen zu vermeiden.

Bei Chronifizierung der Epicondylitis lateralis findet sich meist, durch veränderte funktionelle Beanspruchung, eine Ausbreitung des regionalen Schmerzsyndroms und schließlich die Miteinbeziehung des Epicondylus medialis und der Muskulatur des Ober- und Unterarmes in das Schmerzsyndrom. Es sollten dann auch diese Stellen in die Behandlung mit einbezogen werden. Die Wirksamkeit der Blutegeltherapie bei einer reinen Epicondylitis medialis („Golfarm“) ist unklar.

Schmerzhafte Insertionstendinosen können lokal einfach mit Blutegeln behandelt werden und bilden eine weitere häufige Indikation der Blutegelpraxis. Hierbei ist

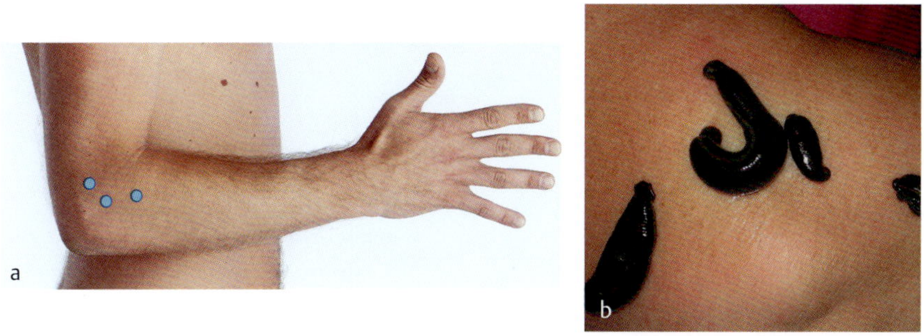

Abb. 5.6a, b Lokalisationspunkte der Blutegel am Ellenbogengelenk bei Epicondylitis lateralis.

insbesondere die Insertionstendinopathie am Trochanter major verbreitet. Weiter kann das Tensor-Fasciae-latae Syndrom mit mehreren Blutegeln im Bereich der stark druckschmerzhaften Faszie einfach behandelt werden.

Es fehlen Daten bzw. klare Expertenmeinungen zur Wirksamkeit der Blutegeltherapie bei anderen Lokalisationen von Tendovaginitiden.

5.5 Vertebragene Schmerzsyndrome

Eine Behandlung vertebragener Schmerzsyndrome mit Blutegeln empfiehlt sich insbesondere dann, wenn im Untersuchungsbefund der Körperdecke paravertebral schmerzhafte Myogelosen und Bindegewebszonen zu finden sind. Weitere Hinweise auf einen möglichen guten Behandlungserfolg ergeben die schnelle Hautrötung (roter Dermographismus) und die Angabe eines nicht unangenehmen Schmerzes beim Abheben der Kibler-Falten (Wohl-Weh) von Seiten des Patienten. Die Blutegeltherapie sollte auch hier in ein übergreifendes Therapiekonzept mit eingebunden werden. Durch die häufig prompte Schmerzlinderung nach Blutegeltherapie können insbesondere verbesserte Ausgangsbedingungen für die notwendige Krankengymnastik und Bewegungstherapie erzielt werden. Bei stationärer Behandlung ist darauf zu achten, dass nach einer Blutegeltherapie für wenige Tage keine physikalische Nasstherapie und lokale Thermotherapie erfolgen können. Der Patient ist bei der vertebragenen Blutegelanlage im Vorfeld besonders ausführlich über die Methode aufzuklären, da durch das Nichtbeobachtenkönnen eine zusätzliche Unsicherheit gegenüber der Behandlung entsteht.

Von den meisten Therapeuten wird die lokale Blutegeltherapie insbesondere bei den nachfolgend aufgeführten Lokalisationen als erfolgversprechend eingestuft:

- LWS-Syndrom, „lower back pain", Lumbago (nach Ausschluss eines Bandscheibenvorfalles bzw. anderer primärer Ursachen).
  Praktisch werden beidseits paravertebral unter Einbeziehung auffälliger myogelotischer Punkte zumeist 6 bis 8 Blutegel beim liegenden oder bequem leicht vorgebeugten Patienten appliziert (*Abb. 5.7*). Bei Lumboischalgie sowie chronifizierten Schmerzsyndromen durch Bandscheibenvorfall kann die Blutegeltherapie das

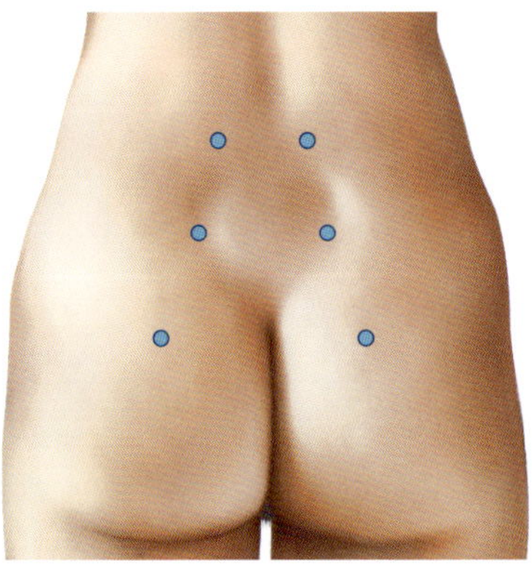

Abb. 5.7 Lokalisationspunkte der Blutegel am Rücken bei LWS-Syndrom.

physiotherapeutische und schmerztherapeutische Konzept ergänzen. Hier kann die stark antiphlogistische Wirkung der Blutegelsaliva zum Tragen kommen.

- SIG-Syndrom
  Im Bereich der schmerzhaften Iliosakralgelenke beidseits werden je 2 bis 4 Blutegel appliziert (zumeist im Liegen).
- HWS-Syndrom und Zervikobrachialgie
  Die Blutegeltherapie ist insbesondere bei hypertoner Muskulatur sowie bei brachial ausstrahlenden Schmerzen erfolgversprechend. Darüber hinaus bieten sich Therapiemöglichkeiten für Patienten mit zervikalen Cephalgien. Die Anlage der Blutegel erfolgt hier beidseits beim sitzenden Patienten im Bereich der schmerzhaften Schultergürtelmuskulatur sowie paravertebral bis BWK 3–5. Bei Anlage im nuchalen Bereich ist wiederum auf ausreichende Dicke des subkutanen Gewebes zu achten. Bei Brachialgie und auch bei Karpaltunnelsyndrom mit parallelem starkem Schmerzsyndrom der Schultergürtelmuskulatur ist meist die therapeutische Berücksichtigung des Akupunkturpunktes GB 21 und Umgebung sinnvoll.

5.6 Weitere allgemeine Indikationen

Hörsturz

Der Hörsturz ist eine mögliche Indikation für den Egeleinsatz, wenngleich bislang keine Daten aus wissenschaftlichen Untersuchungen vorliegen. Es werden zumeist 2 Egel gesetzt, zum einen im Bereich des Mastoids, zum anderen vor das Ohr, über den Kieferöffnungswinkel. Die Behandlung kann dann zwei- bis dreimal in drei- bis viertägigem Abstand durchgeführt werden.

Tinnitus

Wie auch für andere komplementäre Therapieverfahren, gibt es keine hinreichenden Daten zur objektiven Einschätzung der Therapieresponse bei diesem schwer behandelbaren und inzwischen häufig auftretenden Syndrom letztlich unklarer Genese. In der Praxis wurden vielfach Erfolge durch Blutegeltherapie berichtet. Der Wirkmechanismus einer applizierten Blutegeltherapie muss jedoch unklar bleiben und auch unspezifische (Placebo-)Effekte berücksichtigen. Ein Therapieversuch kann, in Anbetracht der generell eingeschränkten Behandlungsmöglichkeiten, bei ausgeprägten Fällen gerechtfertigt sein. Der Ort der Ansatzpunkte ist der gleiche wie bei Hörsturz, die Behandlung erfolgt aber sechsmal in jeweils ein- bis zweiwöchigem Abstand.

Otitis media

Die Blutegeltherapie bei Otitis und Otitis media ist insbesondere im osteuropäischen Raum weit verbreitet und teilweise durch Studiendaten untermauert. Die Ansatzpunkte sind analog zur Praxis bei Hörsturz und Tinnitus. Die Behandlung erfolgt zweimal in drei- bis viertägigem Abstand.

Durchblutungsstörungen der Augen

Sofern keine Kontraindikation durch Antikoagulation besteht, können im Bereich der Schläfenregion jeweils 1 bis 2 Egel gesetzt werden. Bei einer akuten Mikroangiopathie erfolgt die Behandlung dreimal hintereinander in drei- bis viertägigem Abstand. Zur möglichen langfristigen Verbesserung der Durchblutungssituation im Auge können die Egel zunächst in 14-tägigem, später in vierwöchigem Abstand gesetzt werden.

Periphere Durchblutungsstörungen/periphere arterielle Verschlusskrankheit (pAVK)

Die pAVK ist als eine der zentralen Manifestationen der Arteriosklerose weit verbreitet. Eine nennenswerte Beeinflussung der zugrundeliegenden Gefäßläsionen durch die Blutegeltherapie ist unwahrscheinlich. Auch die passagere Verbesserung der Blutviskosität und Rheologie erscheint im Vergleich zu etablierten medikamentösen Verfahren nachrangig. Dennoch berichten immer wieder Patienten über die Verbesserung einer bestehenden Claudicatio intermittens mit Verlängerung der Gehstrecke bzw. Reduktion der Beschwerdeintensität nach peripherer Anlage von Blutegeln, z. B. wegen Gonarthrose oder Varicosis. Als Wirkmechanismus denkbar wäre eine Verbesserung bindegewebiger Hyperalgesien oder auch pseudoradikulärer Anteile. Vor diesem Hintergrund kann bei therapieresistenter Situation ein Behandlungsversuch unternommen werden. Je nach befallener Etage können proximal 4 bis 6 Egel angesetzt werden. Eine Blutegeltherapie sollte jedoch nur in den Stadien Fontane I–II unternommen werden. Die Anwendung bei Gangrän ist nicht erlaubt. Bei sekundären ischämiebedingten Dermatosen sollten die Blutegel deutlich proximal angelegt werden. Zu achten ist bei pAVK-Patienten insbesondere auf eine häufig verordnete Medikation mit Clopidogrel oder Marcumar.

Abszess

Die Anwendung der Blutegel bei abszedierenden Entzündungen wird durch eine Vielzahl positiver Fallberichte in der Literatur gestützt. Es werden zumeist dreimal jeweils 3 bis 4 Egel in mehrtägigem Abstand in den roten Entzündungshof, dicht um den Abszess, gesetzt.

Hämatom

Falls ein ausgeprägtes Hämatom auch nach Wochen nicht resorbiert werden kann und Beschwerden verursacht, ist der Einsatz von Blutegeln sinnvoll. Fallberichte liegen zu unterschiedlichsten Lokalisationen vor. Meistens genügt eine einmalige Behandlung mit 4 bis 6 Egeln, die direkt über dem Hämatom angesetzt werden.

Herpes zoster

Herpes zoster ist eine Nerven-Haut-Erkrankung, die durch einen Virus hervorgerufen wird. Das Virus ist identisch mit dem Überträger von Windpocken (Varizellen). Der Erreger hält sich, wie von anderen Viruskrankheiten bekannt, wahrscheinlich von einer früheren apparenten oder inapparenten (verborgenen) Infektion unerkannt, weil symptomlos, im Körper auf und tritt erst dann als sicht- und fühlbare Gürtelrose auf, wenn das Immunsystem des Befallenen es zulässt. Juckreiz und (charakteristisch) Schmerz gehen der segmentgebundenen Bläschenbildung meist einige Tage voraus, begleitet von einem allgemeinen Krankheitsgefühl. Mit Auftreten der Effloreszenzen, die sich in der Regel streng einseitig über das ganze Segment auch an den zugehörigen Extremitäten ausbreiten können, lässt sich die Diagnose sichern.

Für die Blutegeltherapie, die nicht später als 1 bis 3 Wochen nach Auftreten der Bläschen erfolgen sollte, sind folgende Regeln zu beachten:

Vier bis fünf Sitzungen mit je 5 bis 6 Blutegeln im Abstand von drei Tagen, beginnend an der „Segmentwurzel", also paravertebral; die nächsten Sitzungen dem Segment folgend bis in die Peripherie. Die Applikation darf nicht direkt auf den Bläschen, sondern möglichst dicht daneben erfolgen.

Werden diese Regeln befolgt, insbesondere die des rechtzeitigen Beginns der Therapie, bleiben nach unseren Beobachtungen die oft jahrelang persistierenden, quälenden Schmerzen der Zosterneuralgie aus.

Ein Vergleich mit der antiviralen medikamentösen Herpes-zoster-Therapie (Aciclovir, Ganciclovir, Brivudin) steht noch aus. Von der Wirkung her scheinen sich beide Therapieformen zu ähneln. Die in der Roten Liste z. B. für Zovirax aufgeführten Nebenwirkungen sind bei der Blutegelbehandlung nicht zu fürchten (s. S. 105 ff.), und die Kosten der oben genannten Medikamente sind ungleich viel höher, werden aber von den Krankenkassen übernommen. Für die Kosten der Blutegelbehandlung muss der Patient seit etwa 15 Jahren (noch) selbst aufkommen.

Die Blutegelbehandlung des neu aufgetretenen Herpes zoster ist zwar zeitaufwendiger und unbequemer, würde aber einem Vergleich mit der medikamentösen Therapie aus oben genannten Gründen standhalten oder gar die überlegene Behandlungsart bedeuten.

Adjuvante Therapie bei entzündlichen Erkrankungen innerer Organe

Begleitend zu der jeweils vorrangigen internistischen Therapie kann es eine adjuvante Option sein, im kutiviszeralen Segment über den betreffenden Organen 4 bis 6 Egel anzusetzen, je nach Schweregrad des Geschehens und Therapieansprache auf die Erstbehandlung, dann mehrmals in drei- bis siebentägigem Abstand.

6 Das Anwendungsgebiet der Blutegeltherapie bei rheumatologischen Erkrankungen: Erfahrungen aus 35-jähriger Anwendung an einem rheumatologischen Zentrum

U. Storck

Aus der klinischen Erfahrung erscheint für das Verständnis der breiten Anwendbarkeit und des Erfolges der Blutegeltherapie notwendig, sich die (noch nicht vollständig geklärten) multiplen kombinierten Einzelwirkungen des Verfahrens vor Augen zu führen. Würde man das Verfahren als eine lokale pharmakologische Therapie begreifen, so wäre ein komplexes Wirkmodell zu analysieren.

Theoretisch handelt es sich also um ein Medikament, das örtlich auf einen handtellergroßen Bezirk einwirkt, dort eine Herabsetzung der Viskosität des Blutes bewirkt, gleichzeitig Gefäße erweitert, den Lymphstrom beschleunigt, die Thrombozytenaggregation und zahlreiche Mediatoren der Gewebsentzündung hemmt und parallel lokal analgetisch bzw. anästhetisch wirkt und so zur schmerzarmen Anwendung beiträgt. Darüber hinaus erlaubt die aktive Rolle des therapeutischen Mittels, also die Sensibilität des therapeutischen Tieres, eine weitere Besonderheit der Methode. Die Dosierung richtet sich, so ist zu vermuten, nach einer kurzen „Befundaufnahme“ des Blutegels, der mit einem äußerst empfindlichen sensiblen Nervensystem ausgestattet ist, danach, was er vorfindet. Seine Saliva setzt er also, je nach den vorgefundenen Eigenschaften des Blutes, ein.

Neben den geschilderten spezifischen Anwendungsindikationen (Gonarthrose, Varizen, Herpes zoster u.a.) ergeben sich aus der 35-jährigen Erfahrung im Umgang mit der Methode und deren multifaktoriellen Wirkmechanismen erweiterte Aspekte der indikationsspezifischen Befunderhebung und der zugeordneten sinnvollen Anwendung bei rheumatologischen Erkrankungen sowie chronischen Schmerzsyndromen des Bewegungsapparates.

6.1 Die Anwendung bei überforderter Haltefunktion eines Muskels

Die Muskulatur umfasst mehr als 42 % der Körpermasse. Eine Beurteilung der Muskelspannung gehört zu den grundlegenden Untersuchungen, die bei Erkrankungen des Bewegungssystems fachübergreifend durchgeführt werden sollten. Dabei ist nicht nur bedeutsam, dass die 424 quer gestreiften Muskeln des menschlichen Skelettsystems als größtes parenchymatöses Organ gelten, sondern auch, dass die Muskulatur das entscheidende Bindeglied im Muskelskelettsystem für Statik und Motorik ist. Störungen der Muskelfunktion sind als pathologischer Faktor beinah zu allen Erkrankungen des Bewegungsapparates nachweisbar. Eine Muskelverspannung kann zunächst als eine Störung des Wechselspiels zwischen Grundspannung und Anspannung angesehen werden. Für die Indikationsbeurteilung einer Blutegeltherapie bei schmerzhaften chronifizierten und hier insbesondere vertebragenen Muskelverspannungen ist es hilfreich, eine diagnostische Quantifizierung der in *Tab. 6.1* dargestellten Schematik vorzunehmen.

Tab. 6.1 Diagnostik der Muskelverspannungen

Grad	Muskelbefund	Tastbefund
0	Normal	Weich, keine Gegenspannung
I	Gering verspannt	Gegenspannung etwas vermehrt
II	Mäßig verspannt	Gegenspannung ausgeprägt
III	Stark verspannt	Fest, Gegenspannung maximal

Strangförmige Verspannungen werden mit ihren Hauptmuskeln beschrieben. Von diesen umschriebenen Muskelveränderungen sollten flächenartige Verspannungen der Muskulatur abgegrenzt werden. Im klinischen Sprachgebrauch werden diese oft als muskulärer Hartspann oder brettharte Verspannungen bezeichnet. Gemeint ist eine flächige Verspannung mehr oder weniger deutlicher Ausprägung. Diese sollte in Beziehung zum jeweils betroffenen oberflächennahen oder Hauptmuskel beschrieben werden. In der Regel korrelieren Schweregrad des Muskelbefundes und der zu erwartende Erfolg der lokalen Blutegeltherapie.

Wichtig ist auch die Berücksichtigung schmerzhafter Triggerpunkte. Diese charakteristischen myofaszialen Schmerzpunkte sind wichtige Hinweise für die Blutegellokalisation. Es sollte hierbei zwischen aktiven und latenten Triggerpunkten unterschieden werden. Aktive Triggerpunkte zeigen immer spontane, also ohne äußere Einwirkung auftretende Schmerzen. Latente Triggerpunkte hingegen sind nur bei Druck schmerzhaft. Von den Triggerpunkten abzugrenzen sind die für die Diagnose der Fibromyalgie definierten 18 Fibromyalgie-Tenderpunkte, die in der Blutegeltherapie nicht per se als spezifische Ansetzpunkte gelten (s. Kap. 5: Indikationen).

Schließlich geben die spezifischen Myogelosen sinnvolle Lokalisationshinweise und sollten vor der Blutegeltherapie genau erfasst werden. Bei Myogelosen kommt es zunächst zu reversiblen kolloidalen Veränderungen in der Muskulatur. Bleiben sie längere Zeit bestehen, gehen Muskelfasern unter Kernvermehrung, Schwund der Querstreifen und dem Verfall der Fibrillen zugrunde.

Für die Befundaufnahme ferner zu beachten ist, dass sich tonische und phasische Muskeln in der Kontraktionsform und im Stoffwechsel unterscheiden. Durch Schmerz, Inaktivität, Überaktivität, Fehlbelastung, Fehlhaltung und Trauma kann es sowohl zur Verkürzung tonischer Muskeln als auch zur Abschwächung phasischer Muskeln kommen. Die maximale isometrische Muskelspannung bei den tonischen Muskelfasergruppen ist größer als bei den phasischen. Jedoch geschieht die Spannungsentwicklung bei den phasischen Gruppen signifikant rascher. Vorwiegend tonische Muskeln führen früher zu Elastizitätsverlust, vorwiegend phasische ermüden rascher.

Die meisten Skelettmuskeln haben etwa gleich viele Anteile an tonischen und phasischen Muskeln. Der M. iliopsoas ist beispielhaft für die Verkürzungsneigung tonischer Muskeln. Durch seine Nähe zu diversen Organen im Bauch- und Beckenraum reagiert er sehr häufig auf eine Funktionsstörung dieser Organe (Dickdarmprozesse, urogenitale Erkrankungen) mit einer Verkürzung. Da dieser Muskel zwar gut test-, aber schlecht tastbar ist, entgeht er oft der Untersuchung auf eine mögliche Verkürzung. Dabei spielt die Verkürzung für viele schmerzhafte Veränderungen eine erhebliche Rolle. Im LWS-Bereich kommt es infolge der Psoasverkürzung zu einer chronisch hyperlordotischen Einstellung mit den bekannten Beschwerden eines Facettensyndroms und der Ausbildung eines Morbus Baastrup. Im Bereich der Hüfte kommt es nicht selten zu lokalen Schmerzen, die sich bei genauerer Untersuchung manchmal als Bursitis iliopectinea herausstellen.

Die Nacken- und Lendenregion sind in der Haltefunktion am stärksten beansprucht. Dauerbeanspruchung führt im Nackenbereich dann auch zu typischen Veränderungen, die als Gewebsverhärtungen am Muskel und dem umgebenden Gewebe zu tasten sind. Häufig entsteht in diesem Zusammenhang die „Zervikobrachialgie“. Die herabgesetzte Dehnbarkeit der Nacken- und Schultermuskeln ist neben dem Tastbefund hierbei das Auffälligste.

Im Lendenbereich haben die Stellmechanismen für die Wirbelgelenke größere Wege zu überwinden. Eine gut entwickelte Muskulatur ist in der Lage, Hebelwirkungen, die auf die LWS bei vielen alltäglichen Bewegungen zukommen, aktiv zu kontrollieren, teils im Sinne der Kontraktions-, teils als Haltefunktion.

Treten Mängel dieser Eigenschaften auf, wirkt der Hebel ungebremst als Reflex auf den passiven Halte- und Stützapparat ein. Für alle Schmerzsyndrome unter maßgeblicher Beteiligung der beschriebenen Befundkomponenten des Halteapparates gilt es zunächst, den negativen Kreislauf der Symptomverstärkung zu unterbrechen (vgl. *Abb. 6.1*).

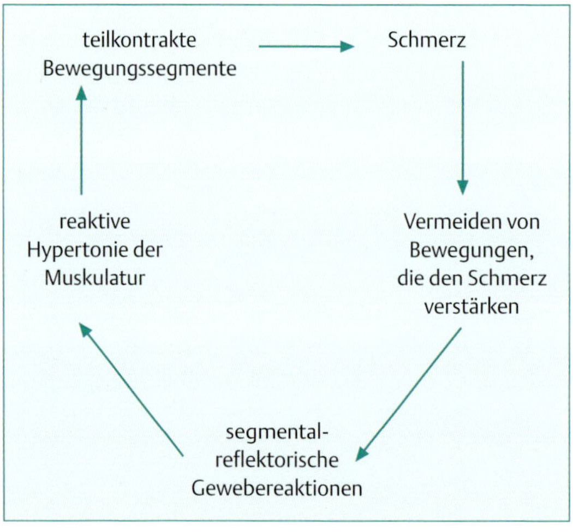

Abb. 6.1 **Kreislauf der Symptomverstärkung.**

Diese reflektorischen Mechanismen wirken oft so nachhaltig, dass selbst nach Beseitigung der Ursache (z. B. operative Bandscheibenentfernung) die Bewegungseinschränkung und/oder die Schmerzen noch lange bestehen bleiben. In dieser sehr häufig vorzufindenden Befundkonstellation hilft die lokale und befundbezogene Blutegeltherapie, eingebaut in eine ausgewogene Physiotherapie und physikalische Therapie, oft sehr nachhaltig und kann sinnvoll eine multidisziplinäre Therapie initialisieren. Praktische Anwendungsgebiete erschließen sich hier vielfältig bei chronifizierten vertebragenen und artikulären Schmerzsyndromen infolge rheumatisch-degenerativer Erkrankungen sowie im sportmedizinischen Bereich.

6.2 Entzündungsreaktionen in Bindegewebe/bindegewebigen Zonen und Blutegeltherapie

Eine maßgebliche Bedeutung in der Schmerzchronifizierung und der Therapiesteuerung kommt dem Bindegewebe zu. Die Ursache typischer gelotischer Veränderungen wird im örtlichen Stoffwechsel gesehen. Sie finden sich nicht nur in der Muskulatur, sondern auch im subkutanen Binde- und Fettgewebe, wo bei Überlastung sowie durch viszerale nozizeptive afferente Impulse (z. B. bei abdominellen Organerkrankungen) ebenfalls schmerzhafte Veränderungen (Indurationen) gefunden werden. Diese werden entsprechend den Myogelosen als bindegewebige Gelosen bzw. bindegewebige Zonen bezeichnet. Während die Ursache von bindegewebigen Zonen und die Rolle der sympathikoton gesteuerten Vasomotion noch nicht eindeutig geklärt sind, ist in der Praxis die Trophik des Gewebes durch mangelhafte Kapillardurchblutung sichtbar im Befund gekennzeichnet.

Ein häufiges Beispiel für eine chronische Bindegewebszone oder Bindegewebsinduration sind Verhärtungen am Pes anserinus bei Gonarthrose. Durch ständiges Wechselspiel zwischen überlastetem aktivem und passivem Muskelgewebe an einem der größten Gelenke des Körpers kommt es zu einer Dauerirritation besonders an der tibialen Kniegelenkspartie. Hier tastet man dann die typischen bindegewebigen Verhärtungen („mediale Kniezonen"), deren Verschieblichkeit herabgesetzt, deren Konsistenz vermehrt und deren Schmerz schon bei geringem Fingerdruck erheblich und bei gezieltem Abheben von Hautfalten (sog. Kibler-Falte, s. *Abb. 6.2*) verstärkt ist. Häufig findet sich dann in der Inspektion auch eine blass livide Verfärbung der Haut, die sich deutlich von ihrer Umgebung unterscheidet. Ähnliche Vorgänge findet man an den Ansätzen der Muskeln, die ein anderes großes Gelenk, das Hüftgelenk, führen, halten und bewegen. Um den Trochanter maior herum sind solche Bindegewebszonen ebenfalls häufig zu tasten.

Oft gibt der Patient mit einseitiger Hüftarthrose zu unserer Überraschung jedoch weniger an der betroffenen Hüfte als auf der anderen („falschen") Seite die stärksten Schmerzen an. Das bestätigt die Vermutung, dass weniger das morphologisch veränderte Gelenk als vielmehr die aktiven und passiven Bewegungselemente der überlasteten Seite Schmerzen verursachen. Vor allem aber im paravertebralen Bereich kann die gezielte Erhebung von pathologischen Bindegewebsbefunden den entscheidenden Hinweis auf die Indikationsstellung zur Blutegeltherapie liefern.

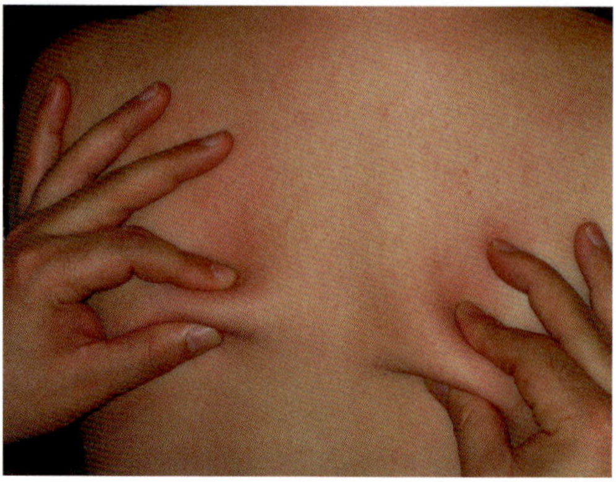

Abb. 6.2 Tasten der Kibler-Falte, hier paravertebral.

Empirisch wird von den meisten Therapeuten bestätigt, dass bei Vorhandensein einer schmerzhaften Bindegewebszone mit einer hohen Wahrscheinlichkeit von einem Behandlungserfolg der Blutegeltherapie ausgegangen werden kann. Diagnostisch-klinische Kriterien von bindegewebigen Zonen sind nachfolgend zusammengefasst. In der Praxis ergibt insbesondere die Palpation mittels der Kibler-Falte (s. *Abb. 6.2*) bei der Befunderhebung im vertebragenen/periartukulären Bereich einen raschen Überblick über sinnvolle Ansetzpunkte für die Blutegeltherapie.

Zur Diagnostik bindegewebiger Zonen (BGZ)

1. Inspektion:
   - Hautkolorit und Vasomotion: livider, blasser oder kongestiver Aspekt
   - Quellungen (ödematöses Bindegewebe) oder Gewebeatrophien
2. Palpation (z. B. mittels Kibler-Falte):
   - Verhaftung mit der Faszie
   - Volumen der Hautfalte im Seitenvergleich
   - Konsistenz der Hautfalte
3. Schmerz
   - Kneifschmerz (scharf, epikritisch), z. T. „Wohl-Weh"

Akute Arthritiden, v. a. im Rahmen einer rheumatoiden Arthritis, wurden am eigenen Zentrum hingegen bisher nicht mit Blutegeln behandelt aufgrund der Überlegung, dass an Stellen vermehrter Gefäßfülle, also am Ort des Geschehens, nicht noch eine Blutverdünnung oder eine Gefäßerweiterung stattfinden sollte. Denkbar wäre zu diesem Zeitpunkt aber eine Behandlung, wie sie Bottenberg [1] bei Erysipel empfiehlt, nämlich die Blutegel 5 cm vom Rand des Prozesses kranial davon anzusetzen, um den Blut- und Lymphrückstrom zu verbessern. Nach Abklingen der Rötung und Wärme durch physikalische und medikamentöse Therapie ist die Blutegelbehandlung bei entzündlich-rheumatischen Arthritiden hingegen sehr sinnvoll und schmerzlindernd bis -sistierend. Die antirheumatische Basistherapie darf aber nicht abgebrochen werden.

Indurationen, die nach früheren Schüben zurückgeblieben sind, sprechen ebenfalls auf eine Therapie mit 4 bis 6 Blutegeln an.

Am Schultergelenk, dem Gelenk mit den größten Bewegungsgraden, finden sich viele verschiedene Muskel- und Sehnenzugrichtungen. (Der langen Bizepssehne blieb so keine andere Wahl, als durch den Gelenkinnenraum zu ziehen, um am Tuberculum supraglenoidale ihren Ursprung zu nehmen.)

An den Kreuzungen des aktiven Bewegungsapparates spielen sich denn auch lokale Entzündungsprozesse ab, die nicht selten zu einer Bewegungseinschränkung führen. Dabei kommt es auch im passiven Teil zu Verklebungen der kaudalen Kapselanteile, die sich normalerweise ziehharmonikaartig falten und entfalten. Wegen der Verschiedenheit der Ursachen und den Benennungsproblemen, die bei detaillierter spezifischer Diagnostik auftreten, hat man sich auf eine globale Nomenklatur geeinigt: Periarthropathia humeroscapularis. Man tastet Verhärtungen an den Rändern der Muskelgruppen, am auffälligsten an den oben angegebenen Stellen. Neben einer Kombination aus Massage und Physiotherapie sowie zirkulationsfördernden Maßnahmen der physikalischen Therapie ist hier die Blutegelbehandlung als zumindest gleichwertig einzubauen.

Auch der schmerzhafte Deltoideusansatz ist, wenn er so genannte Tenderpoints aufweist, oft dem Fibromyalgie-Syndrom zuzuordnen; auch die Pektoralismuskulatur, die vom Schulterblatt aus über das Schultergelenk ziehenden Muskeln und die Rotatorenmanschette, die das weiche Dach des Schultergelenkes bilden, sind bei gestörter Biomechanik anfällig für Entzündungen und daher geeignet, wo sie sich erreichen lassen, mit Blutegeln behandelt zu werden.

Indurationen finden sich unabhängig vom Bewegungsapparat, jedoch gefördert durch eine insuffiziente Muskelpumpe, in den oberflächigen Venen und im Gewebe dicht daneben. Mit der Blutegeltherapie können hier bei Phlebitiden und Restverhärtungen in der unmittelbaren Nähe des Entzündungsprozesses gute Ergebnisse erzielt werden. Von Wichtigkeit ist allerdings dabei, dass während und bis zu 24 Stunden nach der Behandlung der orthostatische Druck von den Venen ferngehalten wird. Das kann durch Bindenwicklung oder besser durch Hochlagerung erreicht werden. Während der Hochlagerung darf die Betätigung der Muskelpumpe (An- und Entspannen der Waden- und Oberschenkelmuskulatur stündlich 10 Minuten lang) nicht vergessen werden; sie muss dem Patienten erklärt und verordnet werden. Die Induration wird nach drei bis vier Sitzungen mit bis zu sechs Blutegeln deutlich weicher, die dunkel-livide Verfärbung deutlich heller, der analgetische Effekt wird vom Patienten schon nach der ersten Sitzung vermerkt.

Zusammenfassend stellen Schmerzsyndrome des Bewegungsapparates mit sekundären muskulären Verspannungen, Bindegewebszonen und Myogelosen eine geeignete Indikation für die Blutegeltherapie dar. In einem therapeutischen Gesamtkonzept bietet sich eine mit physikalischer Therapie und Krankengymnastik kombinierte Therapie an, insbesondere, weil durch die rasche analgetische Wirkung der Blutegeltherapie bessere übungsfunktionelle Voraussetzungen geschaffen werden. Die Wahl der Ansetzpunkte sollte den lokalen Befund, und hier vor allem Triggerpunkte, schmerzhafte Muskelverhärtungen und Myogelosen, mitberücksichtigen.

Literatur

[1] Bottenberg H: Die Blutegelbehandlung. 3. Aufl. Stuttgart: Hippokrates; 1983.

7 Die Blutegeltherapie in der plastischen Chirurgie

M. Blessmann, R. Schmelzle

7.1 Theorie

Plastisch korrektive Eingriffe sind heute vor allem dann indiziert, wenn es durch Unfälle, Verbrennungen, Tumoroperationen oder durch postoperative Wundheilungsstörungen zu kutanen Defekten kommt, die einer plastischen Rekonstruktion bedürfen. Häufig sind es aber auch durch Narbenzug bedingte funktionelle Einschränkungen, die plastisch rekonstruktive Eingriffe notwendig machen. Das Spektrum chirurgischer Rekonstruktionen umfasst dabei lokale Hautlappenplastiken, so genannte Nahlappenplastiken, wie z. B. die Verschiebe- oder die Rotationsplastik. Das Spektrum rekonstruktiver Chirurgie dagegen umfasst gefäßgestielte Nahlappenplastiken, wie z. B. den Musculus-pectoralis-major-Lappen und den Musculus-latissimus-dorsi-Lappen, sowie mikrochirurgische Lappentransplantate, auch aus Transplantationsort ferner Region.

Mikrochirurgische Transplantate gehen im Unterschied zu den anderen genannten Verfahren mit einer kompletten, teils mehrstündigen Unterbrechung des gefäßführenden Gewebestiels bzw. der Blutzufuhr einher, was im Übrigen auch für die Replantationschirurgie gilt. Die Wiedereinlagerung des Gewebetransplantates setzt daher eine mikroskopische Anastomose der versorgenden Blutgefäße (der arteriellen und venösen Strombahn) voraus. Als häufig verpflanzter mikrochirurgischer Lappen findet der zuvor bereits erwähnte Musculus-latissimus-dorsi-Lappen, auch als mikrochirurgisches Transplantat insbesondere zur plastischen Rekonstruktion größerer Defekte, seinen Einsatz. Allen Verfahren gemein ist, dass die Durchblutung der Hautabschnitte vorübergehend durch Umschneidung teilweise oder sogar komplett (mikrochirurgische Transplantate) unterbrochen und umgestellt wird. Deshalb können zum Beispiel Veränderungen der Gewebsspannung durch Zug- oder Druckbelastungen sowie Veränderungen des Strömungsverhaltens Durchblutungsstörungen verursachen, die ohne Umschneidung nicht denkbar wären.

In der Mikrovaskulärchirurgie sind vor allem Komplikationen im Bereich der Anastomosegefäße gefürchtet. Dies betrifft zum einen die arterielle Thrombose oder Insuffizienz, welche aus unterschiedlichen Gründen wie zum Beispiel durch einen Gefäßkollaps oder einen Gefäßspasmus verursacht werden kann. Zum anderen betrifft dies die venöse Thrombose bzw. venöse Insuffizienz, welche insgesamt jedoch seltener auftritt. Das typische Zeichen der arteriellen Thrombose ist das „Weißwerden“ des Transplantats im Sinne einer Ischämie, intraoperativ oder innerhalb postoperativer Stunden. Übt man in dieser Situation mit einem Finger (oder mittels Watteträger) für kurze Zeit leichten Druck auf das Transplantat aus, bleibt nach Druckentlastung eine Rekapillarisierung der entsprechenden Region aus oder erscheint erst deutlich verzögert. Bleibt die arterielle Zufuhr weiterhin aus oder ist sie unzureichend, stirbt das Transplantat in Abhängigkeit von der Lappentemperatur innerhalb weniger Stunden ab. Manchmal erscheint das Transplantat dann marmoriert oder es ist graublau und zeigt sich im Zentrum erblasst. Eine Probeinzision oder Punktion bestätigt anhand des fehlenden Blutaustritts die vermutete Perfusionsstörung.

Eine arterielle Komplikation bedarf der schnellstmöglichen Revision der Gefäßanastomose. Die Ursache ist nicht selten in einer insuffizienten Gefäßanastomose zu finden, kann aber auch durch die Verletzung der Gefäßwand oder durch einen Trauma bedingten Gefäßspasmus verursacht werden. Ein Gefäßspasmus kann zudem durch eine Hypoxie und durch eine Elektrolytentgleisung verursacht werden, weshalb in der postoperativen Phase eine regelmäßige Elektrolytanalyse durchgeführt werden sollte. Oft bleiben die Ursachen jedoch gänzlich unbekannt. Bei derartigem Risiko sollte eine intensivmedizinische Betreuung des Patienten erfolgen. Darüber hinaus sollte die Sicherung eines ausreichenden Hämoglobinwertes zur Gewährleistung eines ausreichenden Sauerstofftransportes, sowie zur Klärung einer Transfusionsbedürftigkeit erfolgen und die intravitale Sauerstoff-Gewebe-Spannung des Transplantates zur Verlaufskontrolle gemessen werden.

Das Auftreten einer Perfusionsproblematik ist auch bei gestielten Lappentransplantaten möglich. Bei diesen kommt es aber häufiger zu einem Missverhältnis zwischen arterieller Blutzufuhr und venösem Abfluss. Ein vorliegender insuffizienter venöser Rückstrom führt zu einer venösen Stauung und schlimmstenfalls zu einer Thrombose. Das klassische Erscheinungsbild einer venösen Komplikation ist das „Blauwerden" des Transplantates. Es kommt zu vermehrten Gefäßsprenkeln an der Hautoberfläche insbesondere dort, wo der Abfluss des Blutes am meisten gedrosselt ist, also am Transplantatrand. Bleibt die Abflussstörung bestehen, tritt eine Verfärbung des Transplantates von violett über blau bis schwarz auf. Zudem kommt es zu einer deutlichen Volumenzunahme des Transplantates, was die venöse Insuffizienz weiter verstärkt.

Daher sollte eine engmaschige Kontrolle (Intensivstation) der Transplantate vor allem in den ersten postoperativen Stunden und Tagen stattfinden. Auf diese Weise kann einer möglichen Komplikation rasch entgegen gewirkt werden.

Zur Verbesserung der Durchblutungssituation bei Perfusionsstörungen von Hauttransplantaten hat sich der Einsatz von Blutegeln seit langem bewährt. Seit den 80er Jahren des 20. Jahrhunderts erlebt der Blutegel, in den USA angeregt durch Arbeiten der Arbeitsgruppe von Upton und in Europa von Mahaffey, auch wieder eine Würdigung in der Literatur. Dazu trug die Veröffentlichung der erfolgreichen Behandlung eines kleinen amerikanischen Jungen aus dem Bereich der Replantationschirurgie bei, welche das allgemeine Interesse an der Verwendung von Blutegeln in der plastischen Chirurgie weckte [4].

1985 wurde im Städtchen Medford des US-Bundesstates Massachusetts einem fünfjährigen Jungen von einem Hund das rechte Ohr abgebissen. In einer mehrere Stunden andauernden Operation erfolgte zunächst die Replantation des Ohres. Mit Hilfe eines Operationsmikroskops wurden die Blutgefäße des Ohres reanastomosiert. Neben der mikrochirurgischen Rekonstruktion arterieller Blutgefäße, die dem Operateur besonderes Geschick abverlangt, stellt für gewöhnlich die Wiederherstellung der haarfeinen und zumeist kollabierten venösen Gefäße die eigentliche Schwierigkeit dieser Eingriffe dar. Die Chancen, das Ohr zu retten, waren trotz erfolgreicher Reanastomosierung eines arteriellen und mehrerer venöser Blutgefäße gering. Schon bald zeigte das Ohr erste Anzeichen einer venösen Insuffizienz bzw. eines Blutstaus, es begann sich blau zu verfärben und anzuschwellen. Der behandelnde Armeechirurg Dr. Upton, der bis zu diesem Zeitpunkt nur Erfahrungen mit Egeln bei der Behandlung schlecht durchbluteter Hauttransplantate gesammelt hatte, setzte nun zur Entlastung des venösen Staus mehrere Blutegel im Bereich des Ohres an. Schon bald stellte sich eine Verbesserung der Durchblutungssituation ein, so dass der Junge schließlich das Krankenhaus mit einem eingeheilten Ohr verlassen konnte.

Der erfolgreiche Einsatz von Blutegeln, speziell des Hirudo medicinalis, zur Behandlung schlecht durchbluteter Hauttransplantate in der plastischen Chirurgie und besonders der Gesichtschirurgie ist jedoch schon lange bekannt. So findet die Egeltherapie in der Literatur erste Erwähnung bei der Sicherung der Durchblutung verpflanzter Hauttransplantate im Bereich der Nase, wenn diese durch Kreislaufkomplikationen gefährdet werden [1], oder bei transplantierten Hautlappen, die durch Stagnation des venösen Blutes in Gefahr geraten [2]. Ebenso erwähnte bereits Dieffenbach (1792–1847, Chirurg in Berlin), den wir zu den Vätern der modernen Gesichtschirurgie zählen, die erfolgreiche Anlage von Blutegeln nach plastisch chirurgischen Eingriffen in 17 Fällen [7].

Auch heute liegt der Schwerpunkt der Blutegeltherapie in der postoperativen Behandlung lokaler und gestielter oder mikrochirurgischer Lappentransplantate vorwiegend im Gesicht. Die Blutegel kommen zum Einsatz, wenn der Wundheilungsverlauf eines Transplantats durch ein hämodynamisches Ungleichgewicht bzw. eine venöse Insuffizienz kompliziert wird. Dabei ist der venöse Abfluss als kritisch und damit als besonders behandlungsbedürftig anzusehen. Der häufig unmittelbar postoperativ in Erscheinung tretende, unzureichende venöse Abfluss des Transplantates, besonders bei den Quetschwunden, z. B. nach Pferdebiss, lässt sich durch den Einsatz von Blutegeln dann zumeist soweit optimieren, dass ein weitgehendes Einheilen des Transplantates erzielt werden kann. Bei einer entsprechenden Schulung des Personals ist unter intensiver Überwachung der Einsatz von Blutegeln auch intraoral möglich. Da man einen Blutegel nicht „an die Kette" legen kann, müssen mögliche Fluchtwege der Tiere in Richtung Zungengrund, Larynx und Pharynx durch Tamponaden verlegt bzw. versperrt werden. Unter Umständen ist dann auch eine Sitzwache für die Dauer der Applikationsphase notwendig. Beim intubierten oder tracheotomierten Patienten ist zudem auf eine ausreichende Blockung des Cuff zu achten.

Die venöse Stauung eines Hautlappentransplantates mit einer konsekutiven Thrombose oder lediglich einer Perfusionsstörung von Teilbereichen des Lappentransplantates ist eine gefürchtete Komplikation. Stellt sich keine Verbesserung der Durchblutungssituation ein, kommt es zur Nekrose des entsprechenden Haut- bzw. Gewebsbereiches mit nachfolgender Infektions- und Sepsisgefahr. Dies kann zum Verlust oder Teilverlust des Transplantates sowie zu unerwünschten Folgen durch freigesetzte Nekrotoxine führen.

Die Indikation zur Blutegeltherapie stellt sich in der unmittelbar postoperativen Phase mit dem Auftreten venöser Stauungszeichen, die durch Sofortmaßnahmen nicht beseitigt werden können. Hier gilt es rechtzeitig einzugreifen, solange die Perfusionsstörung reversibel ist und hypoxische Schäden fehlen oder nur gering sind. Zu Erst- oder Sofortmaßnahmen gehören die Reduktion erhöhter Gewebsspannung durch Entfernung von Nahtmaterial oder durch Beseitigung komprimierender Faktoren (Dekompression), sowie die Entfernung eines unter dem Lappentransplantat befindlichen Hämatoms zur Entlastung. Weitere lokale Maßnahmen sind die Skarifizierung oder Stichelung des Hauttransplantates, um einen Blutabfluss über die Haut nach außen hin zu ermöglichen, und die Auflage von Heparin getränkten Kompressen, um den Blutabfluss aus der Haut über längere Zeit zu garantieren. Wenn die Koagulation des gestauten Blutes verhindert wird, die Gefäßenden sich nicht verschließen und ein entlastendes Nachbluten gewährleistet wird, kann sich kein verschließendes Blutkoagel bilden. Systemisch kann je nach Größe des operativen Eingriffs einem postoperativen Ödem mit der einmaligen intravenösen Gabe von Cortison (intra- oder postoperativ) entgegengewirkt werden. Diese sollte jedoch nicht als prophylaktische Standardtherapie angesehen werden, zumal die Gerinnung durch Cortison verstärkt werden kann, was sich im Falle des gewünschten Blutflusses als nachteilig erweisen könnte. Nach mikrochirurgischen Lappentransplantaten kann zudem die kontinuierliche intravenöse Therapie mit Heparin via Perfusor (low dose) für die postoperative Phase in Betracht gezogen werden. Der positive Effekt auf die Perfusion des Transplantates durch den Gebrauch von Hydroxyäthylstärke-Präparaten (HAES-steril®, Plasmasteril® oder Trental® (Pentoxifyllin)) ist nach wie vor umstritten, zumal bei der venösen Insuffizienz eher der nachhaltige Effekt einer arteriellen Mehrdurchblutung zu befürchten ist.

Gestielte Hauttransplantate sowie Verschiebelappentransplantate behalten ihre Sensibilität größtenteils, wenn auch verändert, bei, so dass der Patient bei entsprechenden lokalen therapeutischen Maßnahmen mehr oder minder starken Schmerzreizen ausgesetzt ist. Das Aufsetzen eines Blutegels wird aber in der Regel von den Patienten als schmerzarm beschrieben. Dies lässt sich durch die Freisetzung von anästhesierenden Sekreten des Egels während des Einsatzes seines Schneidewerkzeuges erklären. Die erwünschte Nachblutung aus einer Egelbissstelle hält zumeist aufgrund der vom Egel ebenfalls freigesetzten vasoaktiven Substanzen ohne zusätzliche Auflage von mit Heparin getränkten Kompressen an. Bei wiederholter oder mehrmaliger Behandlung eines Patienten bzw. seines Hauttransplantates mit Blutegeln ist eine engmaschige Kontrolle des Blutbildes angeraten. Vor allem bei Säuglingen und Kleinkindern ist eine Egeltherapie mit Vorsicht durchzuführen, da durch Blutegel verursachte Blutverluste schnell hämodynamisch wirksam werden können.

Die sternförmige „Bisswunde" des Egels heilt unseren Erfahrungen nach ohne größere Wundheilungsstörungen ab und hinterlässt zudem keine ästhetisch bedeutsamen Narben. Eine ausführliche vorherige Aufklärung ist zwingend notwendig und nimmt dem Patienten die Angst vor den Tieren bzw. der ungewohnten Therapie, so dass deren Anwendung in der Regel gut toleriert und akzeptiert wird. Während der Anwendung in Gesichtsregionen kann eine kontinuierliche Betreuung des Patienten sinnvoll sein (s.o.). Hat der Egel erst einmal angefangen, Blut zu saugen, was an den peristaltischen Bewegungen seines Körpers zu erkennen ist, wechselt er für gewöhnlich seine Position erst wieder, wenn er gesättigt ist. Einen unerwünschten Ortswechsel nimmt der Egel dann vor, wenn ihm die Region der Primärapplikation nicht ausreichend Blut zur Sättigung gewährleisten kann. Daher ist während der Applikation des Egels eine engmaschige Kontrolle bzw. Überwachung des Patienten bzw. des Egels notwendig, um das Abwandern in Körperhöhlen zu verhindern. Ist der Egel gesättigt, so fällt er in der Mehrzahl der Fälle von der Bissstelle ab und ist an einer weiteren Nahrungsaufnahme nicht mehr interessiert.

Die Therapie mit Blutegeln führt bei der venösen Insuffizienz in der Regel schon nach kurzer Zeit zu einer sichtbaren Verbesserung der Transplantatdurchblutung. Wie viele Egel einzusetzen sind und ob Wiederholungsbehandlungen notwendig werden, ist zum einen von der Größe des Transplantates bzw. der Problemzone und zum anderen auch von der Transplantatreaktion auf den zuerst angesetzten Egel abhängig. Eine Infektion der Egelbissstelle haben wir in unserem Patientengut bisher kaum feststellen können, wobei nicht unerwähnt bleiben sollte, dass fast alle Patienten auch bei kleinen kutanen Eingriffen mit einer perioperativen „single shot" Antibiose versorgt werden. Bei größeren Eingriffen erhalten sie eine Antibiotikatherapie über einen längeren Zeitraum. Kommt es jedoch andauernd zu einer Sauerstoffmangelsituation innerhalb des Transplantats, sind auch Infektionen im Bereich der Bissstelle möglich. Bei der sorgfältigen Anwendung von Blutegeln ist eine Besiedlung der Bissstelle mit Hautkeimen jedoch wahrscheinlicher als mit Keimen des Blutegels selbst. Wird der Egel jedoch gewaltsam entfernt, kann es zu einer Entleerung seines Magendarminhaltes in die Bissstelle und folglich zur Besiedlung der Wunde mit egeleigenen Keimen kommen. Neuere Untersuchungen haben ergeben, dass der im Blutegel vorkommende Keim Aeromonas hydrophilia zunehmend gegen einige Standardantibiotika Resistenzen entwickelt hat, so z. B. gegen einige Cephalosporine sowie Ticarcillin und Clavulansäure [8]. Daher werden hier gegenwärtig Gyrasehemmer empfohlen.

7.2 Fallbeispiele

Fallbeispiel 1

Patientin mit einem Basaliom im Bereich der Nasenspitze. Z.n. Resektion und plastischer Rekonstruktion mit Hilfe einer Insellappenplastik. Das Transplantat wies postoperativ eine venöse Stauung auf. Die venöse Stauentlastung erfolgte durch

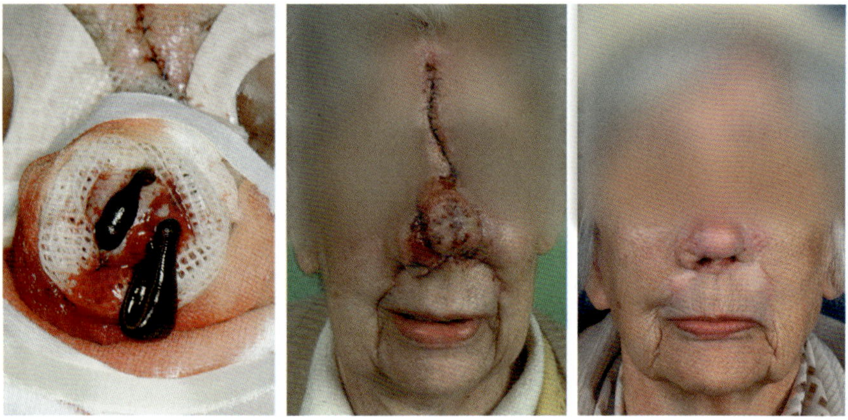

Abb. 7.1–3 Egeltherapie des Stirnlappentransplantates im Bereich der Nasenspitze mit 2 Blutegeln (links). Einheilphase, Egelapplikationsstellen sind noch sichtbar. Regelrechte Durchblutung und vollständige Einheilung des Transplantates. (Mitte). Ein dreiviertel Jahr nach der Behandlung, vollständig eingeheiltes Transplantat (rechts).

Aufsetzen eines Blutegels. Es kommt zu deutlich sichtbarer Besserung der Durchblutungssituation. Im weiteren Verlauf kam es zu einer komplikationsfreien vollständigen Einheilung des Transplantates.

Fallbeispiel 2

Junge Patientin, Zustand nach einer Pferdebissverletzung im Bereich der Wange rechts mit Quetschung etwa in Hautlappenmitte durch die breiten Frontzähne des Pferdes. Es zeigt sich ein schmal gestielter Hautlappen. Im Anschluss an die Wundversorgung und Naht zeigte sich im Bereich des dorsalen Lappenanteils eine venöse Stauung (ersichtliche livide Verfärbung), bedingt durch den erschwerten venösen Rückstrom durch die gequetschten Gewebe hindurch bis hin zum weit entfernt liegenden Lappenstiel. Durch einmalige Blutegelapplikation stellte sich im weiteren Verlauf eine Normalisierung der Durchblutungssituation ein.

Die Funktion des Nervus facialis erscheint ungestört. Beim Lachen kommt es zu keiner Verziehung durch die Narbe.

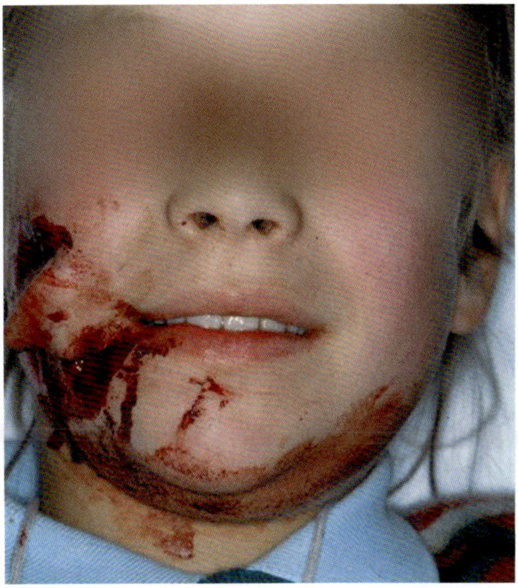

Abb. 7.4 Z.n. Pferdebiss, Defekt der Wange rechts, es zeigt sich ein schmal gestielter Wangenhautlappen.

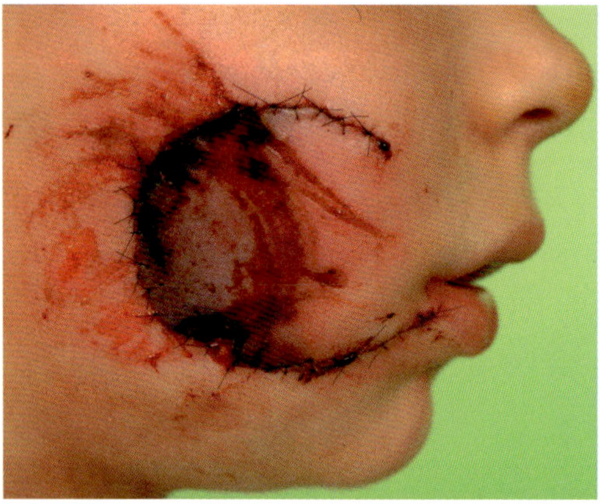

Abb. 7.5 Livide Verfärbung des Wundrandes im Bereich der letzten Wiese, Gefahr des Hautverlustes bei Minderperfusion.

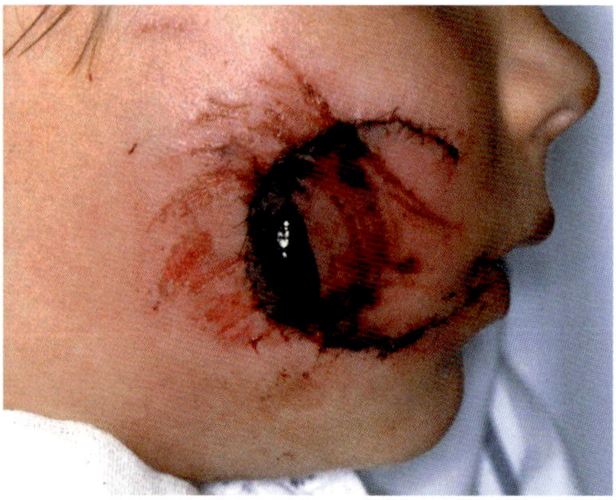

Abb. 7.6 Blutegelapplikation im Bereich der Problemzone des Hautlappens.

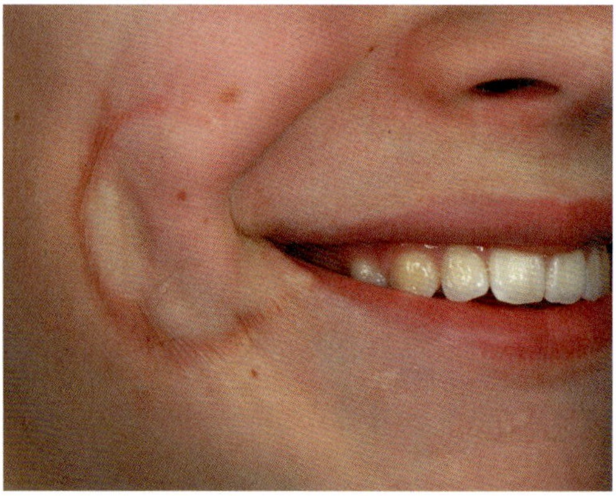

Abb. 7.7 Die Abbildung zeigt die Wange einige Jahre nach Abschluss der Behandlung. Der Hautlappen konnte komplett erhalten werden. Die Funktion des Nervus facialis erscheint ungestört. Beim Lachen kommt es zu keiner Verziehung durch die Narbe.

Fallbeispiel 3

Anlage eines Rundstiellappens zur Transposition und Defektdeckung. Nach der Umschneidung und noch vor der Verlagerung des Lappenstiels weist dieser eine venöse Stauung auf. Es erfolgt eine mehrmalige Egeltherapie. Dadurch kommt es zur Besserung der Durchblutungssituation ohne einen Transplantatteilverlust. Der von dem Berliner Zahnarzt Hugo Ganzer 1917 beschriebene Rundstiellappen [3] wird heute nur noch selten verwendet, hat aber in seinem jetzt kleineren Indikationsbereich immer noch eine große Bedeutung.

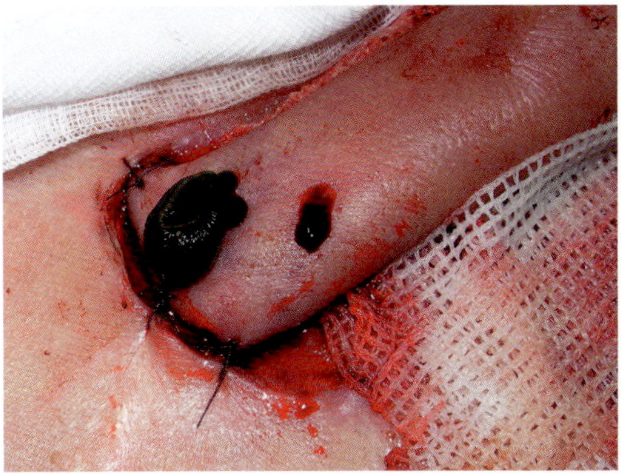

Abb. 7.8 Umschnittener Rundstiellappen mit livider Verfärbung im Endbereich, Applikation von 2 Blutegeln.

Fallbeispiel 4

Z.n. Sarkomentfernung im Bereich des rechten Fußes. Z.n. Anlage eines lokalen Schwenklappens. Postoperativ zeigen sich im Bereich der letzten Wiese[1] des Transplantates Bereiche der Minderperfusion. Nach sofortiger Egeltherapie stellte sich eine Normalisierung der Durchblutungssituation ein. Vollständiger Erhalt des Transplantates.

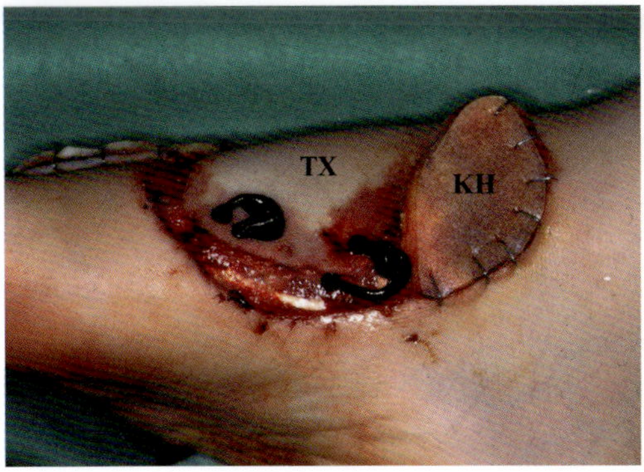

Abb. 7.9 Minderperfundierte Hautbereiche des Transplantates (TX) im Transplantatrandbereich. In unmittelbarer Nachbarschaft ein Kunsthauttransplantat (KH) zur vorübergehenden Restdefektdeckung.

[1] Gebiet eines gestielten Hauttransplantats, in dem am ehesten kritische Sauerstoffversorgungsparameter auftreten.

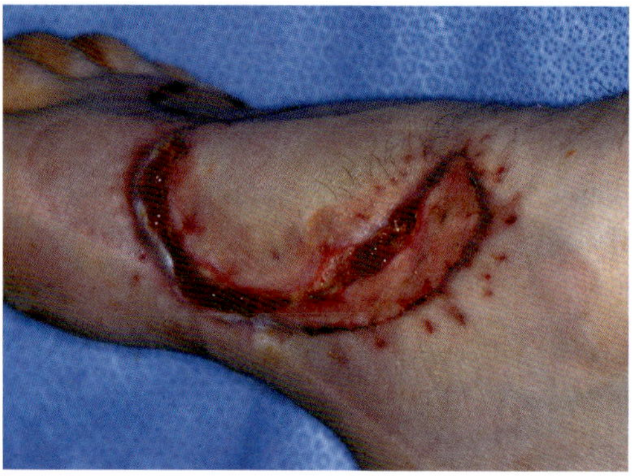

Abb. 7.10 Die erfolgte Blutegelapplikation konnte das Fortschreiten einer Demarkierung des Transplantatrandbereiches sowie einen befürchteten Gewebsuntergang (Nekrose) und den damit in Verbindung stehenden Gewebsverlust erfolgreich verhindern. Das Transplantat erscheint 3 Wochen nach dem Primäreingriff bereits gut eingeheilt. Die Wundränder zeigen sich gut durchblutet. Im Bereich der ehemaligen Kunsthaut kommt nun ein ebenfalls in Einheilung befindliches gut angewachsenes Spalthauttransplantat zur Darstellung.

Fallbeispiel 5

Patient mit einem Basaliom im Bereich der Gesichtshaut rechts. Z.n. Resektion und Rekonstruktion mit Hilfe eines mehrschichtigen Wangenverschiebelappens und eines nasolabialen Insellappens zum Nasenflügel rechts. Postoperativ Durchblutungsstörung im Bereich des Insellappens. Eine Egelapplikation im Bereich des minderversorgten Hautareals führte zu einer Einheilung ohne Hautverlust.

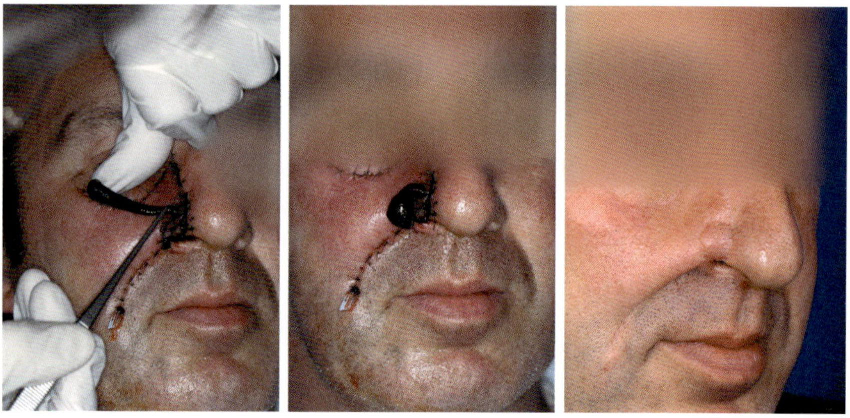

Abb. 7.11–13 Ansetzen eines Blutegels im Bereich eines minderperfundierten Hautareals des Insellappens (links). Der Blutegel ist appliziert und beginnt zu Saugen. Das schmale Ende des Egels stellt den Egelkopf, der breite Egelanteil den Egelsaugnapf bzw. Fuß des Egels dar (Mitte). Einige Monate nach der Egeltherapie zeigt sich ein gut eingeheilter Insellappen (rechts).

Fallbeispiel 6

Intubierter (Tracheostoma) Patient. Z.n. einer ausgedehnten Tumorresektion im Kopf-Hals-Bereich. Postoperativ zeigte sich eine Minderperfusion der Zunge, der durch eine einmalige Egelapplikation erfolgreich entgegengewirkt werden konnte.

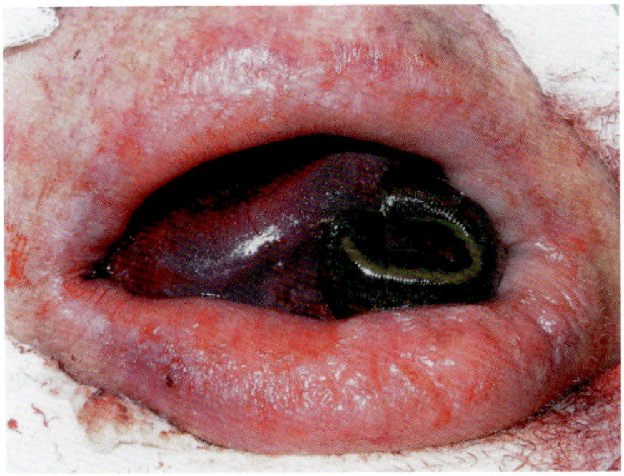

Abb. 7.14 Minderperfusion der Zunge mit deutlicher livider Verfärbung. Ansetzen eines Blutegels im Bereich der Zungenspitze.

Der Mundinnenraum wurde durch Ausstopfen mittels Tamponaden gegen ein Abwandern des Egels in den Gastrointestinaltrakt gesichert. Für die Zeit der Egelapplikation wurde eine Sitzwache bereitgestellt.

Literatur

[1] Blandin PF: Autoplastie. Paris; 1836.

[2] Derganc M, Zdravic F: Venous congestion of flaps treated by application of leeches. British Journal of Plastic Surgery. 1960; 13: 187–192.

[3] Ganzer H: Die Bildung von lang gestielten Stranglappen der Gesichtsplastik. Berl. Klein. Wschr. 1917; 14.

[4] Kraemer BA, Korber KE, Aquino TI et al.: Use of leeches in plastic surgery: a review. Journal of Reconstructive Microsurgery. 1988; 4: 381–386.

[5] Müller IW: Handbuch der Blutegeltherapie. Theorie und Praxis. Heidelberg: Haug; 2000.

[6] Mutimer L, Banis JC, Upton J: Microsurgical reattachement of totally amputated ears. Plastic and reconstructive surgery. 1987; 79: 535–539.

[7] Sawyer RT: Johann Friedrich Dieffenbach. Successful use of leeches in plastic surgery. British Journal of Plastic Surgery. 2000; 63: 245–247.

[8] Steer A, Daley A, Curtis N: Suppurative sequelae of symbiosis. Case report. The Lancet. 2005; 365: 188.

8 Wissenschaftliche Grundlagen der Blutegeltherapie

A. Michalsen

Für die Blutegeltherapie ergibt sich im Vergleich zu üblichen pharmakologischen und interventionellen Therapien in der Medizin ein sehr breites und insbesondere verschiedene Fachgebiete übergreifendes Indikationsfeld. Dies wird verständlich und erklärbar durch die nähere Betrachtung der möglichen Wirkmechanismen der Blutegeltherapie. Praktisch kombinieren sich in einer Blutegeltherapie Effekte der Hämodilution (Aderlass) und der veränderten lokalen Geweberheologie, der segmentalen (reflektorischen) Kontrairritation und Antinozizeption durch den Blutegelbiss bzw. die Wunde mit den vielfältigen pharmakologischen Wirkungen der Inhaltsstoffe des Blutegelspeichels.

Für die relevanten klinischen Indikationen sind auch unterschiedliche Prioritäten der jeweils zugrunde liegenden Wirkmechanismen anzunehmen. Im Folgenden wird eine Zuordnung der jeweiligen klinischen Indikation zu dem primären Wirkmechanismus vorgenommen. Eine solche Zuordnung bleibt jedoch theoretisch und insbesondere für die nicht-chirurgischen Indikationen muss nach derzeitigem Kenntnisstand angenommen werden, dass sich mehrere Wirkmechanismen gleichzeitig zu der resultierenden klinischen Wirksamkeit beim Patienten kombinieren.

8.1 Wirkmechanismen und ihre klinische Zuordnung

Antikoagulation und Hämodilution

Durch den Blutegelbiss kommt es zu einer prompten Wundblutung, die durch die Präsenz von Hirudin und die weiteren antikoagulatorisch wirksamen Inhaltsstoffe des Blutegels eine Blutungszeit von mehreren Stunden nach sich zieht. Dieser Wirkmechanismus steht im Vordergrund des Indikationsbereiches der plastischen und rekonstruktiven Chirurgie. Die ausgeprägte lokale venöse Drainage und die Verbesserung der Hämorrheologie beheben so wirksam die postoperative Komplikation einer venösen Stauung und drohenden Gewebsnekrose. Trotz der ausschließlich lokalen Gewebeinjektion von Hirudin kommt es vermutlich auch zu systemischen Effekten des Hirudins. So fand sich in einer Studie mit 23 Patienten 4 Wochen nach einer einmaligen Blutegeltherapie der Lumbalregion eine Verringerung der Blutviskoelastizität und der Blutaggregationsneigung [5]. Bei gleichzeitig unverändertem Hämatokrit und Plasmaviskosität sowie der bekannt kurzen Plasma-Halbwertzeit von Hirudin wurde postuliert, dass auch eine differenzielle Reizwirkung auf die Erythropoese die langfristige Modulation von hämorrheologischen Parametern induzieren könnte. Insgesamt sind aber die systemischen Effekte nachrangig für die chirurgische Indikation.

Ein Einsatz der Blutegelmethode zur Prophylaxe oder Therapie von Thrombosen ist aufgrund der sicher systemisch wirkenden und präzise steuerbaren pharmakologischen Heparin- und Cumarintherapie nicht mehr zeitgemäß.

Pharmakologisch analgetische und antiinflammatorische Effekte

Eine Vielzahl der im Blutegelspeichel bisher charakterisierten Substanzen zeigen experimentell analgetische und antiinflammatorische Eigenschaften [2, 16, 17] (s. a. Kap. 9: Zur Biochemie der Blutegelsekrete, S. 93 ff.). Insbesondere werden aber in neueren Forschungsarbeiten zu Thrombin-Inhibitoren und Hirudin direkte entzündungshemmende Wirkungen dieser Substanzen neben den bekannten gerinnungshemmenden Effekten herausgestellt. Vielbeachtet wurden entsprechende experimentelle Arbeiten der Universität Lausanne [10]. In einem Versuchsansatz wurde zunächst bei Versuchstieren eine antigen-induzierte Gelenkentzündung erzeugt. Danach erfolgte subkutan die Gabe von rekombinantem PEG-Hirudin über 13 Tage. Szintigraphisch zeigte sich bereits nach 7 Tagen eine deutliche Reduktion der Entzündung und histologisch eine Abnahme der Synovialverdickung. Vermutlich hat also Hirudin nicht nur inhibitorische Wirkungen auf das Thrombinsystem, sondern auch auf Entzündungsprozesse auf zellulärer Ebene. In einer weiteren Untersuchung konnte die Arbeitsgruppe zeigen, dass durch Hirudin auch zahlreiche proinflammatorische Zytokine der Gelenksynovia gehemmt werden [22]. Zu beachten ist allerdings, dass bei einer Blutegeltherapie nur eine einmalige Hirudin-„Injektion“ erfolgt. Darüber hinaus ist die Halbwertzeit des natürlichen Hirudins kürzer als die des rekombinanten PEG-Hirudins. Von wesentlicher Bedeutung könnte hier vermutlich die bereits betonte kombinierte Wirkung von Hirudin mit der Vielzahl anderer antiinflammatorisch wirksamer Substanzen in der Saliva des Blutegels sein.

Durch den lokalen Blutegelbiss können diese biologisch hochwirksamen Substanzen gemeinsam in das Gewebe eindringen. Zudem wird durch die Präsenz des sog. Gewebs- oder „Spreading“-Faktors Hyaluronidase im Blutegelspeichel (s. Kap. 9: Zur Biochemie der Blutegelsekrete) die Eindringtiefe und Abgabe dieser pharmakologisch aktiven Substanzen in das Gewebe ermöglicht. In Bezug auf die grundsätzliche Gewebsakkumulation von lokal applizierten Substanzen sind auch Rückschlüsse aus experimentellen Untersuchungen zur weit verbreiteten Therapie mit topischen, also kutan applizierten Antiphlogistika möglich: So sind bei der Kniearthrose nach lokaler Applikation von Diclofenac-Gel die Wirksubstanzen noch in tiefen periartikulären Gewebeschichten und Körperkompartimenten bis in den Gelenkspalt nachweisbar [15]. Durch die additive Präsenz der Hyaluronidase im Speichel des Egels kann so mit großer Wahrscheinlichkeit davon ausgegangen werden, dass die relevanten Wirksubstanzen nach Blutegeltherapie in ausreichender Tiefe verfügbar sind und entsprechend umfassend auf periartikuläre myofasziale Strukturen und ggf. auch intraartikulär wirken. In diesem Zusammenhang ist auch von besonderer Bedeutung, dass nach neueren Forschungsergebnissen den umgebenden periartikulären myofaszialen Strukturen eine wesentliche Rolle bei der Genese der chronifizierten Arthroseschmerzen und des regionalen Schmerzsyndromes zugesprochen wird [4]. Demgegenüber ist eine systemische antiinflammatorische Wirkung nach Blutegeltherapie weniger plausibel, diese würde auch nicht die lange Wirkdauer der einmaligen Blutegelapplikation erklären.

Segmentale Effekte und Antinozizeption

Grundsätzlich werden bei jeder die Kutis und Subkutis irritierenden Behandlungsmethode lokale antinozizeptive sowie segmentale Effekte ausgelöst. Entsprechend haben pharmakologisch spezifisch antinozizeptiv wirksame Substanzen wie das Capsaicin (Spanischer Pfeffer) Eingang in die Schmerztherapie gefunden. Aber auch für die Akupunktur und die Hautreizverfahren der Traditionellen Europäischen Medizin (Baunscheidt-Verfahren, Schröpfen u.a.) sind solche Mechanismen zu diskutieren. Bis zu welchem Grade durch eine einmalige Blutegeltherapie solche Mechanismen aktiviert werden, ist nicht bekannt und auch nur eingeschränkt experimentell zu klären. Es erscheint jedoch plausibel, dass die antinozizeptiven Effekte des Blutegelbisses die anderen, primär wirksamen Mechanismen unterstützen. In der historischen Literatur wird die Bedeutung der segmentalen Zuordnungen vielfach betont. Beispielsweise sollte bei hydropischer Leberstauung ein Einsatz der Blutegel am Leberrand erfolgen oder bei Migräne in der definierten Kopfschmerz-Bindegewebszone [3]. Die Beachtung solcher Zusammenhänge erscheint bei einem unvoreingenommenen Zugang interessant und sollte weiter erforscht werden; zum jetzigen Zeitpunkt finden sich jedoch keine ausreichenden Studienergebnisse, die auf ein sicheres Indikationsfeld für diesen Ansatz hinweisen.

Wirkung auf den Lymphfluss und das Bindegewebe

Neben den bereits geschilderten pharmakologischen Wirkungen wird klinisch eine Verbesserung des Lymphflusses als Folge einer Blutegeltherapie postuliert. Allerdings liegen hier nur spärliche Daten aus älteren Untersuchungen vor [14]. Aus dem klinischen Indikationsbereich der Arthrose und der Schmerzbehandlung ergibt sich zudem bislang kein stärkerer Hinweis für eine solche Zuordnung: Eine spezielle Wirksamkeit der Blutegeltherapie bei gleichzeitig vorhandenem Lymphödem wird empirisch nicht berichtet. Umgekehrt war bei den bisherigen klinischen Studien zur Blutegeltherapie die Wirksamkeit auch bei klinisch vollkommen unauffälligem Gewebetastbefund und fehlendem Lymphödem vorhanden. In ähnlicher Weise wurde zwar auch vermutet, dass die lokale Blutegeltherapie insbesondere bei der Präsenz von so genannten Bindegewebszonen wirksam sei. In Subanalysen bei beiden größeren Blutegelstudien zur Kniearthrose zeigte sich jedoch bisher keine Korrelation zwischen der Ausprägung von lokalen Bindegewebszonen und der klinischen Wirksamkeit der Behandlung [13]. Zusammenfassend erscheinen daher nach bisherigem Kenntnisstand die Wirkungen auf Lymphfluss und Bindegewebe für den schmerztherapeutischen Bereich eher nachrangig. Möglicherweise ist allerdings die Lymphfluss anregende Wirkung von größerer Bedeutung für den Indikationsbereich der symptomatischen Varicosis. Hier sind jedoch für eine genauere Einschätzung der Wirksamkeit weitere Daten aus klinischen Studien notwendig.

Traditionelle und konstitutionelle Vorstellungen zur Wirksamkeit

Sowohl in der Traditionellen Europäischen Medizin, der Humoraltherapie, als auch in der arabischen, ayurvedischen und chinesischen Medizin wird die Blutegeltherapie in einen engen Zusammenhang mit konstitutionellen Begriffen und der dazugehörigen Krankheitslehre gestellt. Prinzipiell werden in diesen Systemen lokale und systemische Zustände von Fülle und Leere sowie Hitze und Kälte bei der lokalen und systemischen Befunderhebung beschrieben. Verfahren mit lokaler Hautreizung und Aderlass werden hierbei übereinstimmend als „Fülle ausleitend" kategorisiert.

Eine Analyse von Therapierespondern nach solchen Kriterien ist prinzipiell möglich, jedoch methodisch schwierig. Zum einen sind die Begrifflichkeiten und klinischen Zuordnungen nicht ausreichend genau standardisiert. Andererseits verlangen Studien mit Responderanalysen sehr große Fallzahlen mit entsprechend aufwändigen strukturellen Voraussetzungen. Bisherige Datenauswertungen aus den Studien an der Universität Duisburg-Essen lassen keine Abhängigkeit der Wirksamkeit der Blutegeltherapie vom initialen Hämatokrit, dem Ausmaß des induzierten Blutverlustes sowie dem Body-Mass-Index (als angenäherte Faktoren der Konstitution) erkennen. Eine spezifische konstitutionelle Befunderhebung (Zungendiagnostik u.a.) wurde allerdings bei diesen Untersuchungen nicht mitgeführt. Insofern kann zum jetzigen Zeitpunkt der Stellenwert der traditionellen konstitutionellen Gesichtspunkte für die Therapieresponse nicht angemessen beurteilt werden. Zu betonen bleibt aber, dass diese traditionellen Vorstellungen jahrhundertelang Voraussetzung der sachgerechten und vermutlich auch erfolgreichen Anwendung waren. Eine zukünftige und umfassende wissenschaftliche Bewertung der Blutegeltherapie sollte daher in jedem Falle solche Aspekte, wo möglich, mitberücksichtigen, wenngleich die zugrundeliegenden Modelle heute mehr metaphorischen Charakter haben und heutigen modernen Vorstellungen zu Pathophysiologie und Wirkmechanismen keinesfalls gerecht werden.

8.2 Wirksamkeitsnachweis nach klinischen Indikationen

Plastische und rekonstruktive Chirurgie: Akute venöse postoperative Kongestion

Die Blutegeltherapie ist für diesen Indikationsbereich seit den 60er Jahren des 20. Jahrhunderts international etabliert und als Standardbehandlung anzusehen (s. Kap. 7: Die Blutegeltherapie in der plastischen Chirurgie). Hinsichtlich des Wirksamkeitsnachweises liegen eine Fülle von Einzelbeobachtungen, Fallserien und unkontrollierten Studien vor [9, 19, 23]. Venöse Stauung und nachfolgende Thrombose sind ernsthafte und gefürchtete Komplikationen nach der Transplantation von Hautlappen und der chirurgischen Rekonstruktion von Gliedern. Der erfolgreiche Einsatz der Blutegel bei venöser Kongestion nach plastischen oder rekonstruktiven chirurgischen Eingriffen wurde bereits 1827 von Dieffenbach erwähnt und international erstmals ausführlich 1960 von Derganc und Zuravic anhand einer Fallserie von 20 Patienten publiziert [6]. Die Verbesserung des Blutstromes wurde später von Hayden durch Doppler-Laser-Untersuchungen objektiviert [8].

In verschiedenen tierexperimentellen Untersuchungen wurde auch randomisiert nachgewiesen, dass die transplantierten Hautareale besser perfundiert sind und andere Techniken zur Wiederherstellung eines normalen Zu- und Abflusses übertreffen. Daten aus kontrollierten klinischen Studien fehlen auch heute noch, allerdings sind randomisierte kontrollierte Studien für diesen Bereich auch nur eingeschränkt realisierbar: Sowohl das Indikationsfeld als auch das therapeutische Vorgehen sind nur schwer standardisierbar, die Einzelfälle sind insgesamt selten und bei heutiger fester Etablierung der Therapie ist ein Vorenthalten des Verfahrens für die Kontrollgruppe in entsprechenden vergleichenden Studien letztlich ethisch kaum vertretbar. Eine solche Studie wird daher vermutlich nicht mehr durchgeführt werden. Die Situation ist somit analog zu zahlreichen Indikationen in der Chirurgie, für die Verfahren unumstritten als klinischer Standard angesehen werden, wenngleich kein hoher Evidenzgrad nach den Kriterien der Evidence Based Medicine besteht. Insofern kann für die Blutegeltherapie der akuten venösen Kongestion, für die seit 1960 eine Fülle von Beobachtungsstudien und Fallserien international publiziert wurde, trotz Fehlens von kontrollierten Studien von einem ausreichend guten klinischen Wirksamkeitsnachweis gesprochen werden.

Thrombophlebitis und Varicosis

Bis zum Beginn der Heparin-Ära war die Blutegeltherapie ein etabliertes Verfahren zur akuten Behandlung der tiefen Beinvenenthrombose sowie der oberflächlichen Thrombophlebitis [14]. Viele ältere Krankenschwestern und auch Ärzte verschiedenster Fachrichtungen kennen das Behandlungsverfahren noch in diesem Zusammenhang. Mit Aufkommen der Heparintherapie und damit noch vor der Ära der randomisiert kontrollierten Studie verlor die Blutegeltherapie jedoch rasch an Bedeutung. Demgegenüber hat sich die Blutegeltherapie in der Behandlung der symptomatischen Varicosis und auch der oberflächlichen Thrombophlebitis bis heute eine gewisse Nischenbedeutung in der Praxis erhalten. Eine Fülle von Kasuistiken und Fallserien findet sich zu diesem Indikationsbereich in der älteren internistischen Literatur, insbesondere in der seinerzeit vielbeachteten Monographie zur Blutegeltherapie von Bottenberg [3]. Mit apparativen Methoden objektiviert wurde die Wirkung der Blutegeltherapie in einer neueren unkontrollierten indischen Studie an 20 Patienten mit venösen Ulcera infolge Stammvaricosis. Nach einmaliger Egelanlage zeigte sich eine signifikante antiödematöse Wirkung (19 von 20 Patienten) und insbesondere bei allen Patienten eine Abheilung der zuvor therapieresistenten venösen Ulcera [1]. Allerdings ist eine spezifische Wirksamkeit der Blutegeltherapie aus dieser Studie nicht ableitbar, da eine Kontrollgruppe fehlte. Andere, vor allem kontrollierte Studien liegen zu diesem Indikationsfeld nicht vor. Insofern besteht wie bei vielen anderen Indikationen ein breiter empirischer Hintergrund mit einer tradierten erfolgreichen Praxis, aber nur eine schwache Evidenz nach EBM-Kriterien, so dass die Durchführung weiterer kontrollierter Studien für eine spezifischere Wirksamkeitsbeurteilung notwendig ist. Da eine kosmetische Wirkung bei der Varicosistherapie nicht eintritt und andererseits effiziente physikalische antiödematöse Verfahren vorhanden sind, sollten in diesen Studien insbesondere die beschwerdelindernde Wirkung bei symptomatischer Varicosis und die Abheilung von venösen Ulcera als Endpunkte fokussiert werden.

Hierbei sei allerdings auch betont, dass unabdingbare Voraussetzung für einen solchen wissenschaftlichen Wirksamkeitsnachweis die zukünftige entsprechende finanzielle Förderung von Blutegelstudien bildet.

Arthrose, Arthritis und chronische Schmerzsyndrome

Dieser Indikationsbereich dominiert eindeutig die heutige Praxis der Blutegeltherapie. Historisch wurden Blutegel v.a. zur Therapie von Arthritis urica und abszedierenden infektiösen Gelenkerkrankungen eingesetzt. Die heute auch epidemiologisch bedingt in der europäischen Bevölkerung vorherrschenden degenerativen Gelenkerkrankungen traten erst in den letzten Jahrzehnten in den Vordergrund der klinischen Praxis der Blutegeltherapie.

Gonarthrose

Im Bereich der klinischen Forschung ist die symptomatische Gonarthrose eine der aktuell am besten untersuchten Indikationsbereiche. Aufgefallen war lange schon in der ambulanten Praxis wie auch im klinischen Kontext, so z. B. an der damaligen Abteilung für Naturheilweisen des Krankhauses Moabit in Berlin, eine sehr hohe subjektive Erfolgsrate nach einmaliger periartikulärer Blutegeltherapie bei schmerzhafter Gonarthrose. 2001 publizierte die eigene Arbeitsgruppe eine erste Pilotstudie zur Blutegeltherapie bei symptomatischer Gonarthrose [12]. In die Studie eingeschlossen wurden 16 konsekutive Patienten mit gesicherter und seit längeren Jahren schmerzhafter, einseitig betonter Gonarthrose. 10 Patienten erhielten eine einmalige Blutegeltherapie mit 4 bis 5 Blutegeln, bei 6 Patienten wurde die Standardbehandlung fortgeführt. In dieser kontrollierten, aber nicht randomisierten Studie zeigte sich bei den mit Blutegeln behandelten Patienten im Vergleich zu den Kontrollpatienten eine rasche und etwa 60%ige Schmerzlinderung. Die Schmerzreduktion erreichte nach 3 Tagen das statistische Signifikanzniveau und war gegen Ende der Studie, bei der 4-wöchigen Nachbefragung, noch ausgeprägter geworden. Zu Studienende wurde die Schmerzintensität in der Blutegelgruppe nur noch mit Stärke 1 auf einer Skala von 0 bis 10 angegeben. Der Verlauf der täglichen Gelenkschmerzen in dieser Studie ist in *Abb. 8.1* wiedergegeben.

Nach diesen vielversprechenden Ergebnissen wurde mit Unterstützung der Karl und Veronica Carstens-Stiftung eine größere randomisierte Studie an den Kliniken Essen-Mitte initiiert [11]. Eingeschlossen wurden wiederum Patienten mit röntgenologisch und klinisch gesicherter Gonarthrose und langjährigen Beschwerden. Von insgesamt 51 Studienpatienten erhielten nach zufälliger Aufteilung 24 eine einmalige Blutegel-

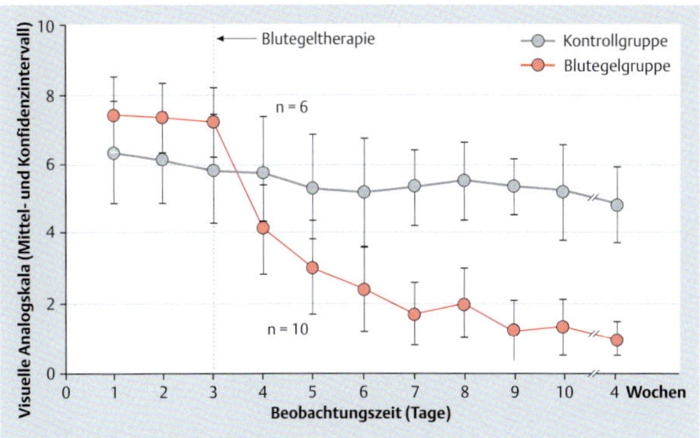

Abb. 8.1 Ergebnisse der kontrollierten Pilotstudie bei Patienten mit Gonarthrose: Verlauf der Schmerzen im Vergleich zur Standardtherapie.

therapie und 27 (als ein übliches Standardbehandlungsverfahren) eine topische Behandlung mit Diclofenac-Gel, mehrmals täglich appliziert über insgesamt 4 Wochen. Die Gesamtstudiendauer betrug 3 Monate, die Beschwerden wurden detailliert mit validierten und etablierten Frageinventaren, den WOMAC-Analogskalen, nach 3, 7, 28 und 90 Tagen erhoben. Innerhalb des WOMAC werden die Beschwerden unterteilt in die Subskalen Gelenkschmerz, Funktion und Morgensteifigkeit. Darüber hinaus wird ein WOMAC-Gelenk-Summenscore berechnet.

Wiederum zeigte sich ein klares Ergebnis zugunsten der mit Blutegeln behandelten Patienten. Die Schmerzen reduzierten sich bereits nach 3 Tagen signifikant mit maximaler Schmerzminderung nach 7 Tagen. Auch nach 3 Monaten blieb der Schmerz noch unter dem Ausgangsniveau. Im Gruppenvergleich ergab sich ein statistisch deutlich signifikanter Vorteil an den beiden ersten Messzeitpunkten mit danach nachlassendem Unterschied. Über den gesamten Studienzeitraum zeigte sich, im Vergleich zur Kontrollgruppe, eine Verbesserung der Gelenkfunktion, der Morgensteifigkeit und des Gesamt-Gelenk-Scores. Zudem war auch die nach einem Monat analysierte Lebensqualität in der Blutegelgruppe signifikant verbessert. Ernste Nebenwirkungen traten nicht auf, häufiger wurde über 2 bis 3 Tage persistierenden moderaten örtlichen Juckreiz geklagt.

Die Verläufe der Gelenkschmerzen und der Gelenkfunktion sind in *Abb. 8.2* und *8.3* wiedergegeben.

Durch diese randomisierte Studie konnte also gezeigt werden, dass die Blutegeltherapie eine hocheffektive und sichere Therapie der symptomatischen Gonarthrose darstellt. Die etwas geringer ausgeprägte absolute Schmerzreduktion im Vergleich zur Pilotstudie kann als Folge des randomisierten Studiendesigns gewertet werden: In der Pilotstudie erhielten alle Patienten nach Wunsch ihre Therapie. In der zweiten

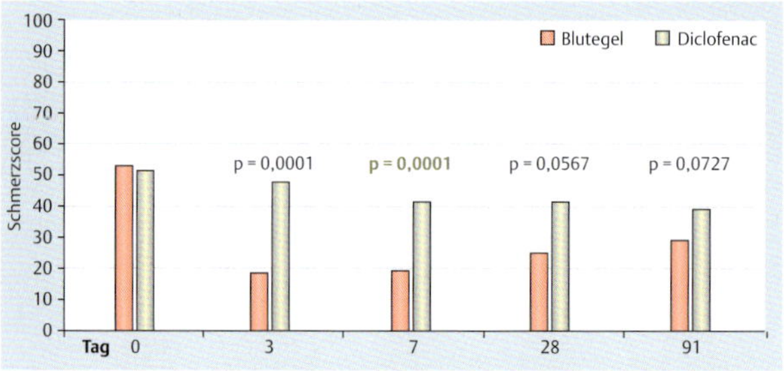

Abb. 8.2 Randomisierte Studie bei 51 Patienten mit Gonarthrose zur Blutegeltherapie: WOMAC-Schmerzskala.

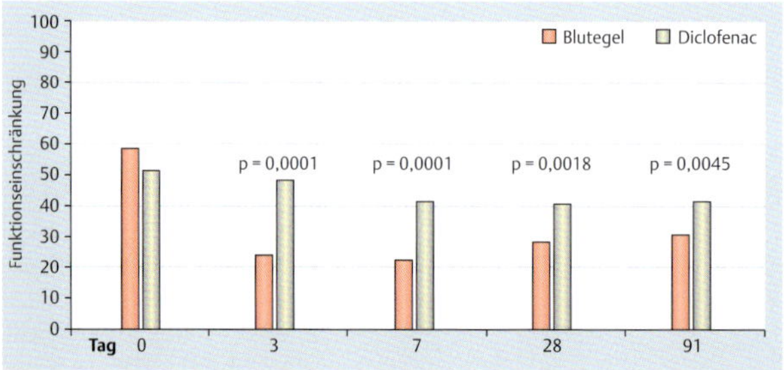

Abb. 8.3 Randomisierte Studie bei 51 Patienten mit Gonarthrose zur Blutegeltherapie: Gelenkfunktionsskala.

Studie erfolgte die Therapiezuteilung hingegen randomisiert. Da allerdings keine Verblindung der Studientherapie erfolgte bzw. möglich war, sind auch hier noch erhebliche Placebo- oder Suggestiveffekte möglich. Um dies nachzuprüfen, wurden in dieser Studie aber alle Patienten unmittelbar nach ihrer Randomisierung zu ihrer Erwartungshaltung an die Studientherapie befragt. Nicht überraschend fand sich bei Patienten in der Blutegelgruppe eine höhere Erfolgserwartung an die Therapie als bei den Patienten der mit Diclofenac behandelten Gruppe. Wurde die so erfasste Erwartungshaltung aber in einer erweiterten Ergebnisanalyse mitberücksichtigt (Adjustierung), hatte sie keinerlei Einfluss auf das Ergebnis und den erzielten Gruppenunterschied. Dies lässt den Schluss zu, dass die Placebo- bzw. Suggestiveffekte nicht maßgeblich zum Therapieeffekt beigetragen haben können.

An der Freien Universität Berlin wurde eine dritte und vergleichbare randomisiert-kontrollierte Interventionsstudie durchgeführt. Eingeschlossen wurden hier insgesamt 52 Patienten mit Durchschnittsalter von 68 Jahren. Patienten der Blutegelgruppe (n=26) erhielten einmalig Blutegel, Patienten der Kontrollgruppe (n=26) wurden einmalig mit transkutaner elektrischer Nervenstimulation behandelt. Als Studiendesign wurde ein so genanntes Cross-Over-Design mit zwei 3-wöchigen Studienperioden und einer dazwischenliegenden 3-wöchigen „wash-out"-Phase gewählt. Die Erfassung der Beschwerden erfolgte mit dem validierten Inventar nach Lequesne, in etwa vergleichbar dem WOMAC. Auch in dieser Studie zeigte sich eine deutliche Schmerzreduktion sowie eine Verbesserung der Gelenkfunktion nach einmaliger örtlicher Blutegeltherapie, die Effekte waren auch noch 9 Wochen nach der Therapie erkennbar [21].

Zusammenfassend liegen somit für die Indikation Gonarthrose inzwischen 3 Studien, davon 2 randomisiert-kontrollierte, vor, die auf eine gute klinische Wirksamkeit hinweisen. Nach den Kriterien der Evidence-Based-Medicine kann damit von einer sehr guten Evidenz gesprochen werden. Dennoch ist die Durchführung weiterer Studien dringend notwendig. Zum einen muss die Dauer des Wirkeffektes in längeren Studien weiter präzisiert werden. Auch ist zu klären, ob eine frühe Wiederholung der Behandlung Vorteile erbringt. Zum anderen ist eine Erfassung von potenziell unerwünschten Wirkungen an größeren Studienpopulationen oder Registern wünschenswert, um somit eine weitergehende Bestimmung der Nutzen-Risiko-Relation zu ermöglichen. Ein erster Einblick in die Langzeitwirkungen ermöglicht beispielsweise eine retrospektive Analyse von ca. 400 Gonarthrose-Patienten der Kliniken Essen-Mitte, die jeweils einmalig mit Blutegeln behandelt wurden. In der Nachbeobachtung zeigte sich bei 90 % eine deutliche Schmerzlinderung, die in 27 % der Fälle 1 bis 3 Monate, in 33 % 4 bis 9 Monate und in 26 % 10 und mehr Monate anhielt. Bei 72 % fand sich ein reduzierter Schmerzmittelbedarf, bei 32 % länger als ein Jahr. Unerwünschte Wirkungen blieben selten, bis auf häufigen lokalen Juckreiz und gelegentlich verstärkte Hautrötungen [20]. Zum jetzigen Zeitpunkt kann aber festgehalten werden, dass die Blutegeltherapie eine sinnvolle und gut belegte Behandlungsmethode zur Therapie der symptomatischen Gonarthrose darstellt. Klinisch ist dies umso mehr von Bedeutung, als die unerwünschten Wirkungen der Langzeiteinnahme von NSAID und der COX-2 Inhibitoren hinlänglich bekannt sind. Darüber hinaus wurde zuletzt auch die Wirksamkeit der häufig durchgeführten arthroskopischen Interventionen nach den Ergebnissen einer ersten verblindeten Interventionsstudie deutlich in Frage gestellt, da sich hier Schein- und Verum-Operation nicht in ihrer Wirksamkeit unterschieden.

Degenerative Arthrosen anderer Gelenke und myofasziale Schmerzsyndrome

In der klinischen Praxis werden neben der Gonarthrose viele weitere degenerative Arthroseformen häufig mit Blutegeln behandelt. Entsprechend einer Umfrage unter Therapeuten stehen vor allem die Behandlung der Schulterarthrose, der Rhizarthrose sowie der Sprunggelenksarthrose im Vordergrund. Der Einsatz bei Hüftarthrose gilt als möglich, aber vergleichsweise weniger erfolgversprechend. Dies könnte insbesondere durch die schlechtere Gelenkzugänglichkeit bedingt sein. Zum anderen spielen hier schmerzhafte Ansatz- oder Insertionstendinopathien und Myopathien eine vergleichsweise geringere Rolle für die Schmerzgenese als bei der Gonarthrose. Die Anlage von Blutegeln auf distale Finger- und Zehengelenke wird in der Regel nicht empfohlen, da hierbei häufiger eine verzögerte Wundheilung beobachtet wird. Eine Therapie ist möglich bei ausreichend dicker subkutaner Schicht und sorgfältiger Indikationsstellung. In einer beim Europäischen Rheumatologen-Kongress 2002 vorgetragenen und noch nicht publizierten Beobachtungsstudie der Universität Moskau wurde der Effekt der Blutegeltherapie auf periartikuläre Schmerz-Triggerpunkte, Arthralgie, Gelenkbeweglichkeit und Morgensteifigkeit bei 51 Patienten mit verschiedenen degenerativen Arthroselokalisationen und bei 51 Patienten mit rheumatoider Arthritis prospektiv untersucht. Hierbei zeigte sich bei fast allen Patienten in beiden Diagnosegruppen eine deutliche Verbesserung der Funktion, Arthralgie und der Morgensteifigkeit [18].

Inzwischen konnten an der Universität Duisburg-Essen zwei weitere randomisierte Studien zur Wirksamkeit der Blutegeltherapie bei symptomatischer Arthrose bzw. lokalen Schmerzsyndromen abgeschlossen werden. In einer randomisiert-kontrollierten Studie wurden Patienten mit schwerer Rhizarthrose, Arthrose des Daumensattelgelenkes, eingeschlossen. Die Studienpatienten erhielten in der Experimentalgruppe eine einmalige Blutegeltherapie mit lokal 2 bis 3 Blutegeln. Patienten der Kontrollgruppe erhielten über 4 Wochen topisch Diclofenac-Salbe. Hauptendpunkt der Studie waren die Beschwerden und Schmerzen des Daumensattelgelenkes nach einer Woche. Darüber hinaus wurden weitere Beschwerden, die Gelenkfunktion, die mechanische Griffstärke und die Lebensqualität über insgesamt 2 Monate aufgezeichnet. Nach dem Einschluss von 32 Patienten wurde nach der statistisch vorgegebenen Erstanalyse die Studie beendet, da sich bereits zu diesem Zeitpunkt ein hochsignifikanter Vorteil für die Blutegeltherapie ergab. Sowohl die Schmerzen als auch die Gelenkfunktion und die Griffstärke waren auch noch nach 2 Monaten in der Blutegelgruppe signifikant gegenüber der Kontrollgruppe verbessert [13a].

In einer weiteren randomisiert-kontrollierten Studie wurde die Blutegeltherapie bei chronisch-symptomatischer Epicondylitis lateralis, Tennisellenbogen, überprüft. In dieser Studie erhielten 26 Patienten einmalig eine Blutegeltherapie, während 26 Patienten der Kontrollgruppe wiederum mit Diclofenac-Salbe behandelt wurden. Den Hauptendpunkt bildete die Beschwerdestärke nach einer Woche. Es zeigte sich hier eine signifikante Überlegenheit der Blutegeltherapie gegenüber Diclofenac. In der weiteren Nachbeobachtungsphase von 45 Tagen zeigte sich weiter eine signifikante Überlegenheit der Blutgeltherapie in Bezug auf die Gelenkfunktion.

Damit deutet sich auch im wissenschaftlichen Wirksamkeitsnachweis an, dass die Blutegeltherapie allgemein bei lokalen Schmerzsyndromen und symptomatischen Arthrosen effektiv ist.

Vor dem Hintergrund der vielversprechenden Ergebnisse der Studien zu Gonarthrose, Rhizarthrose und Epidcondylitis sollte der weitere Einsatz der Blutegel bei den empirisch häufigsten Indikationen in klinischen Studien intensiver überprüft werden.

Eine analoge Situation findet sich für das Indikationsgebiet der myofaszialen Schmerzsyndrome. Insbesondere LWS-Syndrom, „lower back pain" und das schmerzhafte Iliosakralgelenk (SIG-Syndrom) sind häufige und subjektiv erfolgreiche Indikationen für die Blutegeltherapie, Ergebnisse aus klinischen Studien liegen allerdings nicht vor. Wie auch bei der häufig behandelten Epicondylitis humerolateralis kann zum derzeitigen Zeitpunkt hier noch keine klinisch-wissenschaftliche Bewertung erfolgen.

Häufiger wird in der klassischen Literatur die Empfehlung zur Blutegeltherapie bei Kontusionen und Distorsionen gegeben. Abschwellende und schmerzlindernde Effekte sind in Kasuistiken und Erfahrungsberichten beschrieben [14]. Bekannt ist auch, dass die Blutegeltherapie in diesem Zusammenhang inzwischen häufiger in der Sportmedizin (z. B. Profi-Fußball) eingesetzt wird. Wenngleich daraus auf eine wahrscheinliche Wirksamkeit geschlossen werden kann, sollten auch hier kontrollierte Studien für den Wirksamkeitsnachweis durchgeführt werden.

Entzündliche Arthritiden

Die Arthritis urica ist eine der erklärten Hauptindikationen zur Blutegeltherapie in der älteren Literatur. In der Monographie Bottenbergs [3] wird über eine Vielzahl von erfolgreichen Kasuistiken berichtet und das Indikationsgebiet unterstrichen. Zu dieser Zeit standen allerdings die heutigen medikamentösen Standardbehandlungsoptionen mit Ibuprofen/Allopurinol noch nicht zur Verfügung, während heute moderne klinische Studien zum Wirksamkeitsnachweis der Blutegeltherapie fehlen. Insofern sollte der Einsatz chronischen und therapieresistenten Fällen vorbehalten bleiben.

Ein uneinheitliches Vorgehen findet sich in der älteren und neueren Literatur in Bezug auf die chronische Polyarthritis (cP) bzw. rheumatoide Arthritis (rA). In einem mit Blutegeltherapie vertrauten Rheumazentrum wird die Blutegelmethode bei cP sehr zurückhaltend eingesetzt (s. Kap. 6: Blutegeltherapie bei rheumatologischen Erkrankungen). In der bereits erwähnten Beobachtungsstudie [18] zeigte sich auch ein guter Erfolg bei entzündlich rheumatischen Gelenkveränderungen, begleitend von einem Rückgang der Labor-Entzündungsparameter. Zum jetzigen Zeitpunkt lässt sich kein ausreichender Wirksamkeitsnachweis aus der Literatur ableiten. Es empfiehlt sich, keine Blutegel direkt auf akut entzündete Gelenke aufzubringen, während im intermittierenden Folgestadium ein Therapieversuch erfolgen kann.

Otitis media/Ohrerkrankungen/Tinnitus

Ohrerkrankungen und insbesondere die Otitis media mit lokaler Anlage der Blutegel am Mastoid oder Tragus stellen in der gesamten älteren Literatur und bei Bottenberg eine wichtige Indikation dar. Eine klinische Studie wurde hierzu von der bekannten

Arbeitsgruppe um Baskova an der Moskauer Universität vorgelegt [19]. In einem interessanten Studienansatz wurden 273 Patienten mit einer der drei Indikationen Otitis media, Otitis externa oder Tinnitus in drei Gruppen unterteilt. Gruppe 1 erhielt eine reine Blutegeltherapie, Gruppe 2 eine lokale Injektion des zuvor extrahierten Blutegelspeichel-Extraktes und Gruppe 3 die übliche Standardbehandlung (Antibiose bzw. Hämodilution bei Tinnitus). Während sich eine deutliche Überlegenheit der Blutegeltherapie bei Otitis externa und Tinnitus zeigte, fand sich keine Wirksamkeit bei Patienten mit Otitis media. Interessanterweise war die Wirkung des injizierten Extraktes etwa $^1/_3$ geringer ausgeprägt als die der natürlichen Blutegeltherapie. Trotz der positiven Resultate in den beiden genannten Indikationen sollte eine vorsichtige

Bewertung der Studienergebnisse, insbesondere für den Indikationsbereich Tinnitus, erfolgen: Sehr häufig konnte in früheren medikamentösen und Akupunktur-Studien ein in ersten Studien gefundener guter Wirkeffekt später in größeren randomisierten Studien nicht mehr bestätigt werden. Allerdings wird in der Praxis sehr häufig auf eine gute Wirksamkeit der Blutegeltherapie bei Tinnitus verwiesen. Insofern wäre hier die Durchführung solcher Studien wünschenswert.

Bluthochdruck, kardiovaskuläre Erkrankungen

Kardiovaskuläre Erkrankungen bildeten seit Jahrhunderten ein Hauptindikationsfeld der Blutegeltherapie. Noch in der ersten Hälfte des 20 Jahrhunderts war der Einsatz von Blutegeln bei Schlaganfall und Herzinfarkt üblich [7]. Hierbei wurde die systemische antikoagulatorische Potenz des Hirudins genutzt und mit segmental reflektorischen Gesichtspunkten kombiniert. Mit Aufkommen der Thrombolyse und Thrombozyten-Aggregationshemmung mittels Aspirin sank die Bedeutung der Blutegeltherapie rasch. Rekombinantes Hirudin wurde dann in der modernen Therapie der Myokardinfarkte eingesetzt und weiter überprüft. Im Gegensatz zu den Heparinen benötigen direkte Thrombininhibitoren wie das Hirudin nicht AT III als Co-Faktor. Hirudine sind auch in der Lage, fibringebundenes Thrombin zu inaktivieren. Bei klinischen Studien mit den ersten zur Verfügung stehenden rekombinanten Hirudinanaloga (Desidurin, Lepidurin) war aber aufgrund der starken gerinnungshemmenden Potenz eine vergleichsweise hohe Inzidenz an hämorrhagischen Nebenwirkungen zu beobachten. Entsprechend konnten sich die Hirudine zunächst nicht in der primären Therapie des Herzinfarktes etablieren. Für ein neues Hirudin (Bivalirudin) ergaben bisherige Studien sehr hoffnungsvolle Resultate. Eine bereits fest etablierte Indikation der Hirudintherapie ist heute die Heparin-induzierte Thrombozytopenie Typ II (HIT-2). Auch neuere vielversprechende niedermolekulare direkteThrombininhibitoren für die Therapie und Prophylaxe arterieller und venöser Thrombosen (Ximelagatran, Melagatran) basieren auf Weiterentwicklungen des Hirudins. Für einen Einsatz der natürlichen Blutegeltherapie bei Koronarsyndromen und Thrombosen ergibt sich allerdings heutzutage kein hinreichender Wirksamkeitsnachweis sowie keine ausreichende pharmakologische Standardisierung und damit Steuerbarkeit.

Auch in der Therapie der arteriellen Hypertonie war die Blutegeltherapie lange Zeit verbreitet. Die akut und mittelfristig blutdrucksenkenden Wirkungen eines moderaten wiederholten Aderlasses sind bekannt und auch in Studien dokumentiert [24]. Analog kann durch die mit der Blutegeltherapie verbundene hypovolämische Hämodilution von einem blutdrucksenkenden Effekt ausgegangen werden. Andererseits stehen eine Vielzahl sicherer und wirksamer Antihypertensiva sowie effektvolle Maßnahmen der Lebensstilmodifikation in der modernen antihypertensiven Behandlung zur Verfügung, so dass der blutdrucksenkende Effekt einer Blutegeltherapie heutzutage eher als willkommene Begleitwirkung denn als primärer Indikationsbereich anzusehen ist.

In der älteren Literatur wird auf den besonderen Nutzen der Blutegeltherapie bei Hypertonie mit vorliegender „Fülle-Konstitution" hingewiesen, darüber hinaus werden spezielle Areale (segmentale Bluthochdruckzonen, Nackenbereich) in der Anwendung beschrieben. Daten aus Studien hierzu liegen allerdings nicht vor. Eine Überprüfung der potenziellen Wirksamkeit der Blutegeltherapie bei therapieresistenter arterieller Hypertonie unter Berücksichtigung solcher erweiterter nosologischer Aspekte wäre prinzipiell wünschenswert.

8.3 Besonderheiten der klinischen Forschung mit Blutegeln

Eine prinzipielle Problematik bei der klinischen Evaluierung stellt die fehlende Verblindungsmöglichkeit dar. Eine Therapieverblindung ist durch den charakteristischen und auch langdauernden Ablauf einer Blutegeltherapie letztlich nicht möglich. Allerdings wird in der modernen klinischen Forschung die Verblindung in Therapiestudien nicht mehr unumgänglich gefordert, sofern eine Randomisierung durchgeführt wurde. Die „Effectiveness", im Gegensatz zur „Efficacy", beschreibt letztlich als Summe der spezifischen und auch der unspezifischen (placeboartigen) Wirkungen sehr valide den tatsächlichen klinischen Wirkgrad einer Behandlungsmethode, wie er auch in der Praxis bewertet wird. Bei Nicht-Verblindung wird die „Effectiveness" beschrieben. Um eine Evaluierung der bei jeder Therapie vorhandenen Placeboeffekte angenähert zu ermöglichen, sollte aber vor der Therapieabgabe die Erwartung des Patienten an die Studientherapie standardisiert abgefragt werden (siehe Gonarthrose-Studie, S. 85 f.). Die „Erwartungshaltung" kann dann bei der statistischen Analyse der Wirkeffekte entsprechend als Variable mitgeführt werden. Außerdem wäre es sinnvoll, Intensitäten der Blutegeltherapie in Studien zu vergleichen. Durch eine solche Form von Dosis-Wirkungs-Studien könnte die relative Gewichtung von spezifischen und unspezifischen Effekten genauer erfasst werden.

Literatur

[1] Bapat RD, Acharya BS, Juvekar S et al.: Leech therapy for complicated varicose veins. Indian J Med Res. 1998; 107: 281–284.

[2] Baskova IP, Aguejouf OM, Azougagh-Oualane F et al.: Arterial antithrombotic effect of piyavit, the novel pharmacological preparation from the medicinal leech, and of its components, prostanoids and enzyme destabilase. Thromb Res. 1995; 77: 483–492.

[3] Bottenberg H: Die Blutegelbehandlung. Stuttgart: Hippokrates; 1935.

[4] Bradley JD, Brandt KD, Katz BP et al.: Treatement of knee osteoarthritis: relationship of clinical features of joint inflammation to the response to a nonsteroidal antiinflammatory drug or pure analgesic. J Rheumatol. 1992; 19: 1950–1954.

[5] Chmiel H, Anadere I, Moser K: Hemorheological changes under blood leeching. Clin Hemorheology. 1989; 9: 569–576.

[6] Derganc M, Zradvic F: Venous congestion of flaps treated by application of leeches. Br J Plast Surg. 1960; 13: 187–192.

[7] Giacometti L: Leeching in the twentieth century. Am J Cardiol. 1987; 60: 1128–1131.

[8] Hayden RE, Phillips JG, McLear PW: Leeches: Objective monitoring of altered perfusion in congested flaps. Arch Otolaryngol Head Neck Surg. 1988; 114: 1395–1399.

[9] Kraemer BA, Korber KE, Aquino TI et al.: Use of leeches in plastic and reconstructive surgery: a review. J Reconstructive Microsurgery. 1988; 4: 381–386.

[10] Marty I, Peclat V, Kirdaite G et al.: Amelioration of collagen-induced arthritis by thrombin inhibition. J Clin Invest. 2001; 107: 631–640.

[11] Michalsen A, Klotz S, Lüdtke R et al.: Effectiveness of leech therapy in osteoarthritis of the knee: a randomized, controlled trial. Ann Intern Med. 2003; 139: 724–730.

[12] Michalsen A, Moebus S, Deuse U et al.: Effect of leeches therapy (Hirudo medicinalis) in painful osteoarthritis of the knee: a pilot study. Ann Rheum Dis. 2001; 60: 986.

[13] Michalsen A, Moebus S, Spahn G et al.: Leech therapy for symptomatic treatment of knee osteoarthritis: results and implications of a pilot study. Altern Ther Health Med. 2002; 8: 84–88.

[13a] Michalsen A, Lüdtke R, Cesur O, Afra D, Musial F, Baecker M, Fink M, Dobos G: Effectiveness of leech therapy in women with symptomatic arthrosis of the first carpometacarpal joint. A Randomized Controlled Trial. Pain. 2008; 137: 452–459.

[14] Müller IW: Handbuch der Blutegeltherapie. Heidelberg: Haug; 2000.

[15] Radermacher J, Jentsch D, Scholl MA et al.: Diclofenac concentrations in synovial fluid and plasma after cutaneous application in inflammatory and degenerative joint disease. Br J Clin Pharmac. 1991; 31: 537–541.

[16] Rigbi M et al.: The saliva of the medicinal leech Hirudo medicinalis – II. Inhibition of platelet aggregation and of leucocyte activity and examination of reputed anaesthetic effects. Comp Biochem Physiol. 1987; 88: 95–98.

[17] Rigbi M et al.: The saliva of the medicinal leech Hirudo medicinalis – I. Biochemical characterisation of the high molecular weight fraction. Comp Biochem Physiol. 1987; 87: 567–573.

[18] Salikhov IG et al.: Effect of leeches therapy (Hirudo medicinalis) in periarticular symptoms of rheumatoid arthritis and osteoarthritis. Paper presented at: Annual Conference of the Euroepan League Against Rheumatism (EULAR) (Stockholm, Ann Rheum Dis 2002; Suppl. 1).

[19] Seleznev KG, Shchetinina EA, Trophimenko NP et al.: Use of the medicinal leech in the treatment of ear diseases. ORL J Otorhinolaryngol Relat Spec. 1992; 54: 1–4.

[20] Spahn G, Rieckmann T, Michalsen A et al.: Long-term results and adverse effects of leech therapy in osteoarthritis. Focus on Complementary and Alternative Medicine (FACT). 2005; 10: 34.

[21] Stange R, Moser C, Uehleke B et al.: Randomized controlled trial with leeches in patients with gonarthrosis. Altern Ther Health Med. 2001; 7: 31.

[22] Varisco PA, Peclat V, van Ness K et al.: Effect of thrombin inhibition on synovial inflammation in antigen induced arthritis. Ann Rheum Dis. 2000; 59: 781–787.

[23] Weinfeld AB, Yukse IE, Boutros S et al.: Clinical and scientific considerations in leech therapy for the management of acute venous congestions: an updated review. Ann Plastic Surg. 2000; 45: 207–221.

[24] Zidek W, Tenschert W, Karoff C et al.: Treatment of resistant hypertension by phlebotomy. Klin Wochenschr. 1985; 63: 762–764.

9 Zur Biochemie der Blutegelsekrete

U. Groß, M. Roth

Die Renaissance der Blutegelbehandlung [10, 20] beruht nicht zuletzt auf dem wachsenden Wissen über die medizinisch wirksamen Substanzen in der „Saliva“, dem Speichelsekret des Blutegels.

Die zunächst augenfälligste Wirkung des medizinischen Blutegels ist der Aderlass.

Jedoch beruht die Wirkung einer Blutegeltherapie nur in zweiter Linie auf der Blutentnahme. Die Tiere geben beim Saugvorgang ein komplexes Sekret in die Wunde ab, das aus verschiedenen biologisch und damit pharmazeutisch wirksamen Komponenten besteht. Die einzelnen Speichelkomponenten werden in separaten, nicht zu einer Drüse zusammengefassten Einzelzellen gebildet, deren Zellkörper im Bereich des Pharynx liegen. Die Ausführgänge dieser Zellen durchqueren die Kieferleisten und münden zwischen den Kalkzähnchen nach außen (vgl. *Abb. 3.3a–d*, S. 18 ff.). In der Saliva wurden bis heute keine Keime nachgewiesen. Die verschiedenen Bestandteile der Saliva zeigen unterschiedliche Wirkungen auf den Organismus des Wirtes (*Abb. 9.1*, S. 94, *Tab. 9.1*, S. 95). Als Wirte dienen neben dem Menschen die meisten Säuger, Vögel und alle möglichen Arten von wechselwarmen Tieren. Ein Charakteristikum für den Menschen ist die lange, wundreinigende Nachblutung. Während sie bei anderen Warmblütern schon nach 30 Minuten beendet sein kann, dauert sie beim Menschen durchschnittlich 12 Stunden.[1]

9.1 Bestandteile der Sekrete des medizinischen Blutegels

Hirudin

Der bekannteste Bestandteil des Blutegelsekrets ist, nach einer Namensgebung von Jakobj um 1903/4 [18], „Hirudin“. Diese Bezeichnung wird fälschlicherweise hin und wieder für den gesamten Speichel verwendet. Korrekt wird der Name Hirudin jedoch nur für *eine* der Speichelkomponenten eingesetzt (s.u.), die in der Struktur vollständig aufgeklärt ist und deren Funktion weitgehend klar ist. Dadurch kommt es manchmal zur Verwirrung im Gebrauch dieses Begriffes. Das Speichelsekret wurde schon vor mehr als einem Jahrhundert als gerinnungshemmend erkannt [12]. In der Mitte der 50er Jahre des vergangenen Jahrhunderts wurde einer seiner gerinnungshemmenden Faktoren, eben das speziell als Hirudin bezeichnete Protein, von Markwardt [15] isoliert und charakterisiert. Hirudin besteht aus einer Kette von 65 Aminosäuren

[1] Es wurde lange Zeit angenommen, dass der Mensch gewissermaßen der „falsche Wirt“ sei, der mit „biologischem Unsinn“ überreagiere. Da – wie man heute weiß – die Nachblutung bei Mensch und Tier aber „zielgerichtet“ mit Hilfe eines speziellen Proteins (Calin) bewerkstelligt wird, scheidet die Deutung der langen Blutungszeit als einer zufälligen Überreaktion aus. Offenbar hat die damit verbundene Wundreinigung einen biologischen Sinn für die Blutegel (s. u. 12 f.).

(5)
Durch die 3-strahlige Wunde wird das Blut mittels Pharynxperistaltik in den Egelmagen gesaugt. Die Saliva-Substanzen werden von im Bindegewebe verstreuten Zellen (Sz) gebildet, deren schlauchförmige Ausläufer die Zahnleisten durchqueren.

(7)
Die in die verhärtete Muskelmasse der Zahnleiste eingebetteten Zähnchen bestehen aus Kalk; in der Ansicht haben sie Herzform, im Querschnitt gleichen sie einem langgestreckten Tropfen.

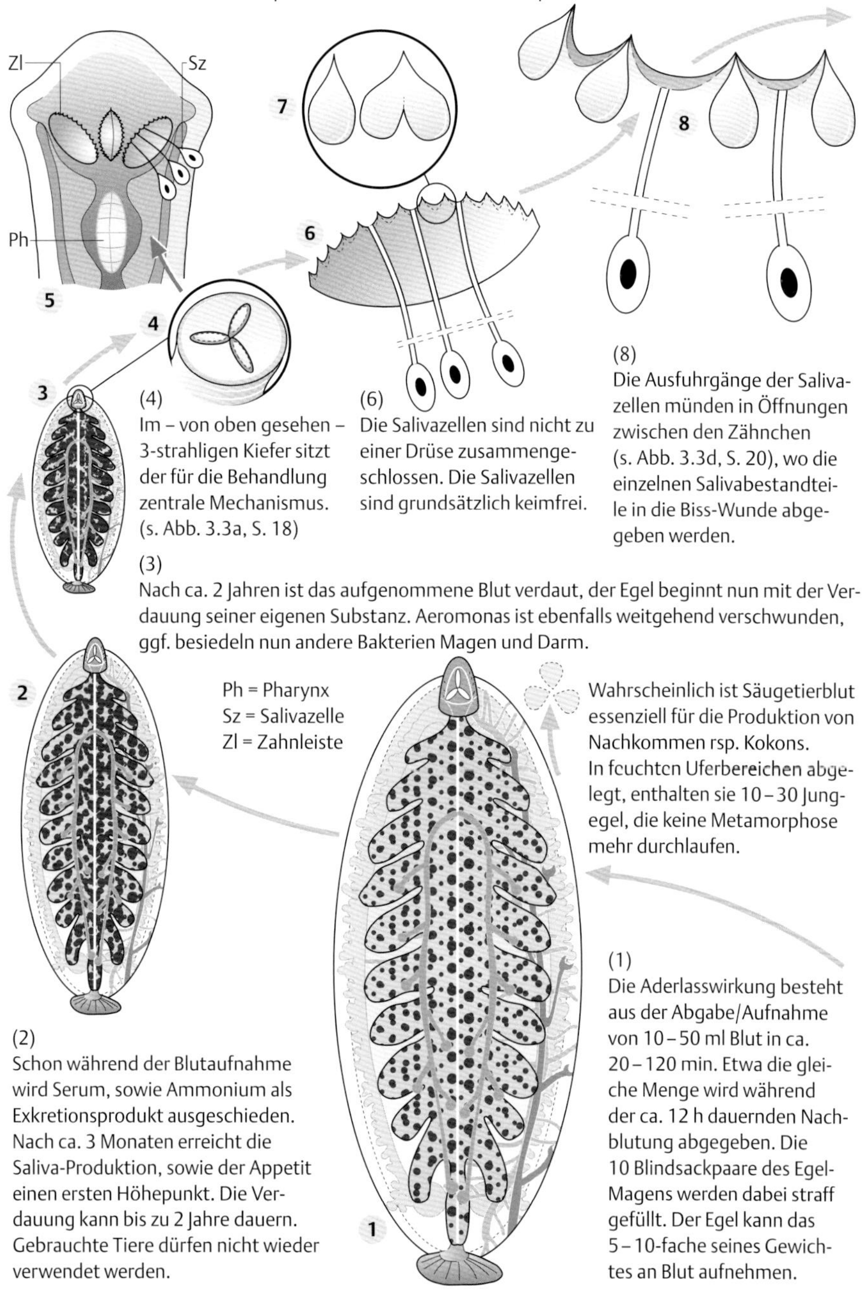

(4)
Im – von oben gesehen – 3-strahligen Kiefer sitzt der für die Behandlung zentrale Mechanismus. (s. Abb. 3.3a, S. 18)

(6)
Die Salivazellen sind nicht zu einer Drüse zusammengeschlossen. Die Salivazellen sind grundsätzlich keimfrei.

(8)
Die Ausfuhrgänge der Salivazellen münden in Öffnungen zwischen den Zähnchen (s. Abb. 3.3d, S. 20), wo die einzelnen Salivabestandteile in die Biss-Wunde abgegeben werden.

(3)
Nach ca. 2 Jahren ist das aufgenommene Blut verdaut, der Egel beginnt nun mit der Verdauung seiner eigenen Substanz. Aeromonas ist ebenfalls weitgehend verschwunden, ggf. besiedeln nun andere Bakterien Magen und Darm.

Wahrscheinlich ist Säugetierblut essenziell für die Produktion von Nachkommen rsp. Kokons. In feuchten Uferbereichen abgelegt, enthalten sie 10 – 30 Jungegel, die keine Metamorphose mehr durchlaufen.

(2)
Schon während der Blutaufnahme wird Serum, sowie Ammonium als Exkretionsprodukt ausgeschieden. Nach ca. 3 Monaten erreicht die Saliva-Produktion, sowie der Appetit einen ersten Höhepunkt. Die Verdauung kann bis zu 2 Jahre dauern. Gebrauchte Tiere dürfen nicht wieder verwendet werden.

(1)
Die Aderlasswirkung besteht aus der Abgabe/Aufnahme von 10 – 50 ml Blut in ca. 20 – 120 min. Etwa die gleiche Menge wird während der ca. 12 h dauernden Nachblutung abgegeben. Die 10 Blindsackpaare des Egel-Magens werden dabei straff gefüllt. Der Egel kann das 5 – 10-fache seines Gewichtes an Blut aufnehmen.

Tab. 9.1 Komponenten des Speichelsekrets medizinischer Blutegel mit Wirkung auf den Organismus des Wirts

Substanz	Wirkung auf den Wirt
Hirudin	Hemmung der Blutgerinnung durch Bindung an Thrombin
Calin (Saratin)	Hemmung der Blutgerinnung durch Verhinderung der Bindung des Von-Willebrand-Faktors an Kollagen; Hemmung der kollagenvermittelten Plättchenaggregation
Destabilase	monomerisierende Aktivität; löst Fibrin auf: thrombolytisch
Hirustasin	Serin-Proteinase; hemmt Kallikrein, Trypsin, Chymotrypsin und neutrophiles Kathepsin G
Bdelline	antientzündlich; hemmen Trypsin, Plasmin und Acrosin
Hyaluronidase	„spreading-factor“ durch Viskositätserhöhung in den Interstitien, Antibiotikum,
LDTI (leech-derived tryptase inhibitor)	Tryptase-Inhibitor; hemmt die proteolytischen Enzyme der Mastzellen des Wirtes
Egline	antientzündlich, hemmen die Aktivitäten von alpha-Chymotrypsin, Chymase, Subtilisin, Elastase und Kathepsin G
Inhibitor des Faktors Xa	hemmt die Aktivität des Gerinnungsfaktors Xa durch Bildung eines äquimolaren Komplexes
Hemmstoff von Komponenten des Komplementsystems	ggf. Ersatz beim Fehlen der natürlichen Hemmstoffe
Hemmstoff der Carboxypeptidase A	erhöht den Bluteinstrom zur Bissstelle
Vermutet werden:	
evtl. histaminähnliche Substanzen	
rsp. Acetylcholin	Gefäßerweiterung
evtl. Anästhetikum	

Die Tabelle basiert auf Angaben der Arbeiten von Baskova und Zavalova [4], Müller [18], Harsfalvi et al. [11] und Sawyer [23].

(9) Nach der Perforation der Haut hemmt Hirudin die Blutgerinnung. Das darauf folgende Calin hält die Wunde für ca. 12 h offen, indem es an den von Willebrand-Faktor bindet und diesen damit inaktiviert. Die Wunde wird durch den nach außen gerichteten Blutstrom (den eigentlichen Aderlass) gewaschen.

9

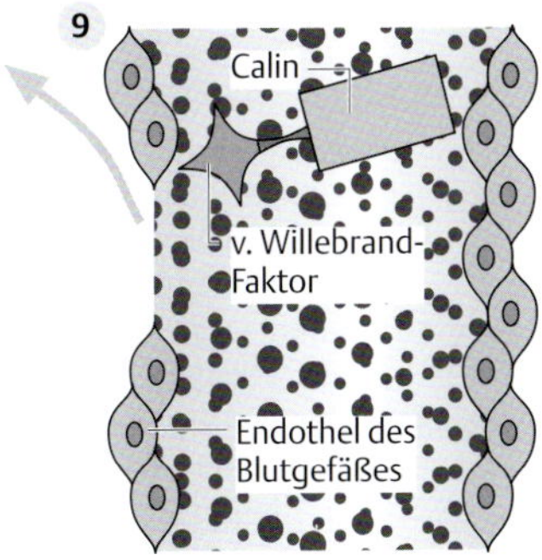

(10) Die Hyaluronidase wirkt als „spreading-factor“. Die Mukopolysaccharide in den Interstitien werden entfernt, nachfolgende Substanzen haben „freie Bahn“. Daneben wirkt die Hyaluronidase antibiotisch.

10

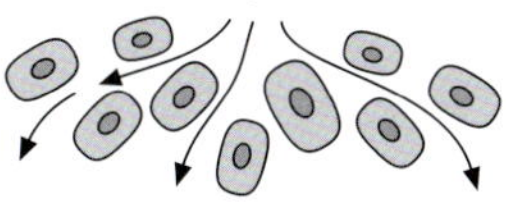

(11) Ein Hemmstoff der Carboxypeptidase A sowie histaminähnliche Substanzen weiten die umliegenden Kapillaren und erhöhen den Zustrom von Blut in den Bissbereich.

(12) Als heilsame Substanzen werden u. a. Entzündungshemmer wie z. B. Egline und Bdelline abgegeben.

Abb. 9.1 Die biologischen Beziehungen zwischen Blutegel und Patient.

mit einem hohen Anteil der Aminodicarbonsäuren Asparagin- und Glutaminsäure. Es hemmt die Blutgerinnung, indem es selektiv an den Gerinnungsstoff Thrombin im Blut des Wirtsorganismus bindet. Hirudin verbindet sich mit Thrombin zu einem inaktiven Komplex mit sehr niedriger Dissoziationskonstante (10^{-10} Mol · l^{-1}) [16].

Im Folgenden wird auf die Endstrecke der Blutgerinnung und den Zusammenhang mit Hirudin eingegangen. *Abb. 9.2* verdeutlicht schematisch die wesentlichen Vorgänge der Blutgerinnung und den Zusammenhang mit dem Thrombininhibitor Hirudin. Thrombin entsteht aus Prothrombin unter dem Einfluss des Enzyms Thrombokinase. In einem weiteren Schritt wird das Glykoproteid Fibrinogen unter dem Einfluss des Thrombins in Fibrinmonomere zerlegt. Die Fibrinmonomere polymerisieren zu Fibrin unter Einbau des Thrombins. Danach vernetzt sich Fibrin zu einem Pfropf unter Bildung neuer Peptidbindungen. Durch die Bindung des Thrombins an Hirudin wird Thrombin dem beschriebenen Reaktionsgeschehen entzogen. Dadurch wird die Fibrinbildung verhindert und damit die Blutgerinnung aufgehoben.

Ähnlich wie Hirudin wirkt das vielfach verwendete Heparin. Hirudin hat gegenüber Heparin verschiedene Vorteile [17]. Diese Vorteile sind:

1. Hirudin benötigt keine Cofaktoren, wie z. B. Antithrombin III und Heparin.
2. Hirudin wirkt selektiv nur auf Thrombin.
3. Hirudin wird durch Peptide und Enzyme im Blut nicht beeinflusst.
4. Hirudin wird mit dem Urin in nativer Form ausgeschieden.

Ein Nachteil bei der Anwendung von Hirudin jedoch ist, dass es keinen Antagonisten dafür gibt. Das bedeutet, dass man die Hirudinwirkung bei einer etwaigen Überdosierung nicht rückgängig machen kann. Eine Überdosierung ist jedoch bei regelkonformer Applikation beim Lebendeinsatz von Blutegeln kaum zu erwarten.

Weitere Bestandteile des Sekrets medizinischer Blutegel

Noch bevor das Hirudin abgegeben wird, treten möglicherweise ein **Anästhetikum** (das ist umstritten, denn es wurde bisher kein Molekül für diese Funktion isoliert)

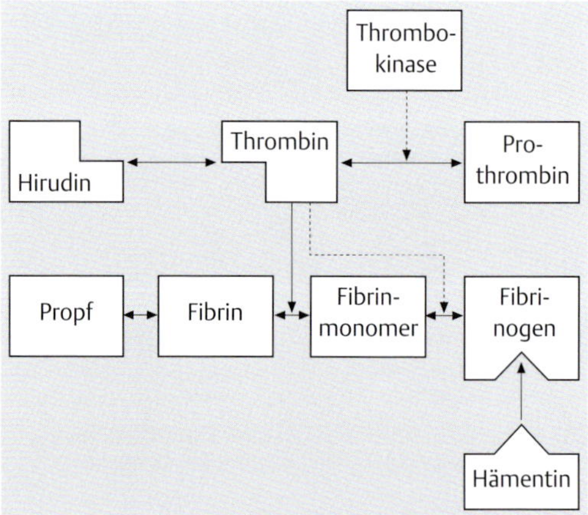

Abb. 9.2 Die Endstrecke der Blutgerinnung mit den beiden unterschiedlichen Angriffspunkten des Hirudins und des Hämentins. Hirudin bildet mit Thrombin einen inaktiven Komplex. Hämentin hingegen baut Fibrinogen ab. Durch diese beiden verschiedenen Mechanismen wird der gleiche Effekt erzielt: Die Blutgerinnung wird gehemmt (nähere Erläuterungen im Text).

sowie ein **histaminartiger Vasodilatator** in Aktion, der die Gefäße im Umfeld der Bissstelle weitet, wodurch die antransportierte Blutmenge in diesem Areal vergrößert wird [13, 23].

Calin ist ein weiteres Protein im Speichel der Egel. Es wirkt auf das Geschehen, indem es

a) die kollagenvermittelte Plättchenaggregation und -adhäsion hemmt und
b) die Bindung des von-Willebrand-Faktors an das Kollagen der Gefäßwand verhindert [2, 17] (*Abb. 9.3* u. *Abb. 9.1*), wodurch ein Wundverschluss unterbleibt.

Hierdurch entsteht die ca. 12 Stunden dauernde Nachblutung. Es wird vermutet, dass der biologische Sinn dieses Vorgangs darin besteht, dass die Wunde durch den nach außen gerichteten Blutstrom gereinigt wird, wodurch der Wirt erhalten bleibt, indem er nicht etwa durch eine Sepsis (letal) geschädigt wird.

Weiterhin wird eine **Destabilase** mit monomerisierender Aktivität im Sekret medizinischer Blutegel beschrieben. Dieses Enzym löst Fibrin auf [5, 6]. Baskova und Zavalova [4] geben eine Übersicht über die verschiedenen **Proteinasen** und **Proteinaseinhibitoren** im Sekret von Hirudo medicinalis.

Ein Teil dieser Sekrete wird von der Oberfläche der zerstörten Blutgefäße des Wirtes adsorbiert. Ein anderer Teil mischt sich mit dem Blut, das aus der Wunde fließt. Diese Proteinasen werden mitunter von den symbiontischen Bakterien (Aeromonas sobria) sezerniert, die im Verdauungstrakt des Egels leben. Es werden aber auch proteolytische Enzyminhibitoren von der Darmwand der Egel gebildet und abgegeben. Die Proteinaseinhibitoren des medizinischen Blutegels gehören zu einer Gruppe von Proteinen, die die katalytische Aktivität verschiedener proteolytischer Enzyme hemmen. Jedoch nicht nur im Verdauungstrakt medizinischer Blutegel werden Proteinasen sezerniert. Manche Proteinasen sind auch über die gesamte Körperoberfläche der Tiere verteilt. Ein Beispiel hierfür sind die **Bdelline**, die jedoch ebenso in der Saliva vorhanden sind. Diese Klasse von Proteinasen sind Inhibitoren, die Trypsin, Plasmin und Acrosin hemmen. Je nach ihrem Elutionsverhalten bei einer Ionenaustauschchromatographie unterscheidet man zwischen den Bdellinen A und B, die wiederum in multiplen Formen auftreten können. Es wurde gezeigt [8], dass Bdelline, **Bdellostasin** sowie **Egline** das Wachstum von Neuriten stimulieren können.

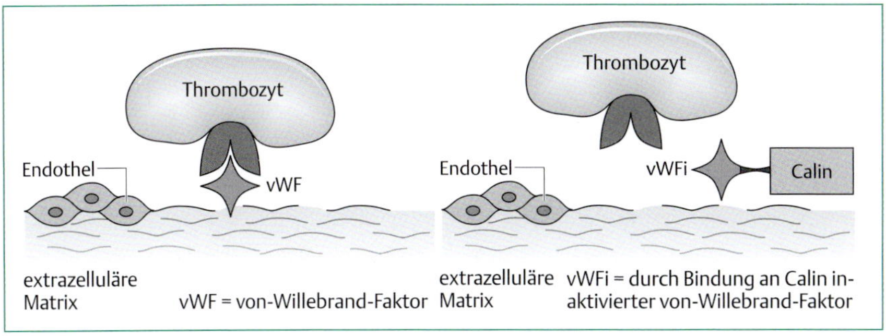

Abb. 9.3 Die Bindung des Calin an den von-Willebrand-Faktor bewirkt dessen Inaktivierung beim Verschluss der Wunde und damit die lange Nachblutung.

Ein weiterer Proteinaseinhibitor medizinischer Blutegel wird als **Hirustasin** bezeichnet. Er gehört zu der Gruppe der Serin-Proteinasen und tritt in zwei Isoformen auf. Die beiden Isoformen unterscheiden sich durch nur eine einzige Aminosäure. Hirustasin hemmt Kallikrein, Trypsin, Chymotrypsin und neutrophiles Kathepsin G.

Auch **Tryptase-Inhibitoren** wurden aus Extrakten medizinischer Blutegel isoliert. Tryptase selbst spielt eine entscheidende Rolle v. a. bei der Pathogenese allergischer und entzündlicher Reaktionen, die mit einer gestörten Funktion von Mastzellen einhergehen. Tryptase hat eine Funktion bei Krankheiten wie Asthma, rheumatoider Arthritis oder auch Psoriasis. Ein Tryptase-Inhibitor wurde näher charakterisiert. Er wurde **LDTI** (leech-derived tryptase inhibitor) genannt. LDTI bindet an aktive Zentren von Tryptase. 20 μM eines rekombinanten LDTI blockieren die Replikation des HIV-1-Virus in Wirtszellen [1]. Die biologische Funktion von LDTI stellt man sich so vor: Blutegel sezernieren LDTI, um die proteolytischen Enzyme (Tryptase) der Mastzellen des Wirtes zu hemmen, die freigesetzt werden, wenn der Egel die Haut verletzt. Damit verhindere der Blutegel, dass er von den proteolytischen Enzymen im Mundbereich geschädigt wird, während er saugt.

Egline sind eine weitere Gruppe niedermolekularer Proteine aus Egelextrakten, die entzündungshemmend wirken. Sie hemmen die Aktivitäten von α-Chymotrypsin, Chymase, Subtilisin und den beiden neutrophilen Proteinasen Elastase und Kathepsin G.

Neben Hirudin finden sich noch weitere Komponenten in der Saliva, die auf die Gerinnungskaskade wirken, so ein **Faktor-Xa-Inhibitor**. Der Faktor Xa katalysiert bei der Blutgerinnung den Schritt von Prothrombin zu Thrombin. Der Inhibitor des Faktors Xa bildet einen festen äquimolaren Komplex mit dem Faktor Xa und hemmt so dessen Aktivität.

Des Weiteren wurde ein **Hemmstoff der Carboxypeptidase A** beschrieben, durch den der durch Kinin induzierte Blutstrom beim Saugvorgang verstärkt wird. Dieser Hemmstoff könnte auch an der Auflösung von Blutgerinnseln beteiligt sein, die sich z. B. beim Ansaugen des Blutes bilden können.

Hemmstoffe von Komponenten des Komplementsystems wurden aus Blutegelextrakten isoliert. Diese Inhaltsstoffe können bei pathologischen Situationen eine Rolle spielen, bei denen die natürlichen Hemmstoffe fehlen. Auch eine ungewollte Aktivierung des Komplementsystems wie beim anaphylaktischen Schock, chronischen Entzündungen oder einer Sepsis wäre hiermit beeinflussbar.

Die **Hyaluronidase** (= Orgelase) im Blutegelspeichel spielt eine Rolle bei der Verdauung von Hyaluronsäure und öffnet damit in den Interstitien als „spreading-factor" den Weg für die nachfolgend abgegebenen Substanzen und deren tieferer Wirkung (*Abb. 9.1*). Darüber hinaus wurden in Versuchen an Mäusen antibiotische Eigenschaften der Hyaluronidase nachgewiesen, wobei wahrscheinlich die Schleimkapseln von Streptokokken angegriffen werden [23].

Baskova et al. [3] haben mit Hilfe verschiedener Techniken gezeigt, dass es noch eine ganze Reihe weiterer, bislang nicht identifizierter Substanzen in der Saliva gibt. So zeigte z. B. die eindimensionale Elektrophorese mehr als 60 Banden mit Molekulargewichten zwischen 11 und 483 kD. Die zweidimensionale Elektrophorese zeigte mehr als 100 Substanzen. Vergleiche von SELDI-Massenspektrographie-Daten mit

Protein-Datenbanken zeigten, dass von den ermittelten Saliva-Proteinen 8 bekannt sind. (Unterschiede dieser Berechnung zu den oben aufgelisteten Substanzen resultieren u.a. aus verschiedenen Methoden der Extraktion, z.T. wurden nur Köpfe extrahiert, z. T. der gesamte Körper etc.) Von den übrigen wird angenommen, dass es sich entweder um einfache Modifikationen dieser bereits bekannten Proteine oder/und um andere biologisch aktive Saliva-Komponenten handelt.

Damit ergibt sich ein weites Feld für die weitere biochemische Forschung und eine Eröffnung interessanter Perspektiven z. B. für die Frage nach Anästhetika sowie nach weiteren pharmazeutisch wertvollen, hier v.a. antiinflammatorischen und gefäßaktiven Substanzen.

9.2 Bestandteile des Sekrets anderer Egel

Es gibt noch mehrere Gerinnungshemmer, die im Speichel weiterer Blutegelspezies nachgewiesen wurden. Die einzelnen Arten nutzen unterschiedliche Möglichkeiten aus, um auf die Gerinnungskaskade einzuwirken, indem sie mehrere verschiedene Gerinnungshemmer mit ihrem Speichel sezernieren. So beschreiten auch die verschiedenen Gattungen (z.B. Hirudo und Hämenteria) voneinander verschiedene Wege, die Gerinnung zu inhibieren (*Abb. 9.2*).

9.3 Rekombinante Gerinnungshemmer

Natives Hirudin wurde für lange Jahre aus medizinischen Blutegeln gewonnen, deren Verfügbarkeit jedoch begrenzt ist. Aufgrund der einfachen Zusammensetzung des relativ kleinen Hirudins war es schon früh gelungen, das Molekül in Bäckerhefe zu klonieren, zu exprimieren und in zufriedenstellendem Ausmaß zu produzieren [14]. Hierbei wird einerseits Hirudin hergestellt, das identisch mit dem natürlichen Protein ist. Es weist die gleichen biochemischen und pharmakologischen Charakteristika wie Hirudin aus Hirudo medicinalis auf [19]. Das Molekül wurde andererseits aber auch in seiner Aminosäurenzusammensetzung modifiziert, um seine pharmakologischen Eigenschaften noch zu verbessern [7]. Ein Carboxypeptidase-Inhibitor aus Hirudo medicinalis wurde in Escherichia coli überexprimiert, so dass ein voll funktionsfähiges Protein von den Bakterien ins Medium sezerniert wird. Er stellt ein globuläres Protein dar, das über einen weiten pH-Bereich hin stabil bleibt [22]. Ein künstliches Gen für Hirustasin wurde mittels Polymerasekettenreaktion synthetisiert und in Bäckerhefe exprimiert. Die biologische Aktivität des prozessierten Proteins war identisch mit dem Protein aus Hirudo medicinalis [9].

Auch Proteine aus dem Speichel anderer Blutegel wurden bereits kloniert. So wurde ein synthetisches Gen für die aminoterminale Domäne von Ghilanten aus dem Egel Hämenteria ghilianii konstruiert und in einer Hefe exprimiert [21].

Es bleibt aber abzuwarten, ob solche synthetischen Einzelkomponenten die gleiche Funktion erfüllen wie ein intaktes Tier. Zusammenfassend zeigt dieser Beitrag, dass der Speichel der Blutegel zahlreiche biologisch hochwirksame Komponenten enthält. Somit stellt der Speichel dieser Tiere ein natürliches Kombinationspräparat dar.

Literatur

[1] Auerswald EA, Morenweiser R, Sommerhoff CP, et al: Recombinant leech-derived tryptase inhibitor: construction, production, protein chemical characterization and inhibition of HIV-1 replication. Biol. Chem. Hoppe Seyler. 1994; 375: 695–703.

[2] Barnes CS, Krafft B, Frech M, et al: Production and characterization of saratin, an inhibitor of von Willebrand factor-dependent platelet adhesion to collagen. Semin Thromb Hemost. 2001; 27: 337–348.

[3] Baskova IP, Zavalova LL, Basanova AV, et al.: Protein profiling of the medicinal leech salivary gland secretion by proteomic analytical methods. Biochemistry (Mosc). 2004; 69: 770–775.

[4] Baskova IP, Zavalova LL: Proteinase inhibitors from the medicinal leech Hirudo medicinalis. Biochemistry. 2001; 66: 703–714.

[5] Baskova IP, Zavalova LL, Basanova AV,: Separation of monomerizing and lysozyme activities of destabilase from medicinal leech salivary gland secretion. Biochemistry. 2001; 66: 1368–1373.

[6] Baskova IP, Nikonov GI: Destabilase, the novel epsilon-(gamma-Glu)-Lys isopeptidase with thrombolytic activity. Blood Coagul Fibrinolysis. 1991; 2: 167–172.

[7] Cardot JMA, Lefèvre GY, Godbillon JA: Pharmacokinetics of rec-hirudin in healthy volunteers after intravenous administration. Journal of Pharmacokinetics and Biopharmaceutics. 1994; 22:147–156.

[8] Chalisova NI, Pennijajnen VP, Baskova IP, 2003: The neurite-stimulating activity of components of the salivary gland secretion of the medicinal leech in cultures of sensory neurons. Neurosci Behav Physiol.; 33: 411–414.

[9] Di Marco S, Fendrich G, Knecht R, et al: Recombinant hirustasin: production in yeast, crystallization, and interaction with serine proteases. Protein Sci. 1997; 6: 109–118.

[10] Giacometti L: Leeching in the twentieth century. Am J Cardiol. 1987; 60: 1128–1131.

[11] Harsfalvi J, Stassen JM, Hoylaerts MF, et al: Calin from Hirudo medicinalis, an inhibitor of von Willebrand factor binding to collagen under static and flow conditions. Blood. 1995; 85: 705–711.

[12] Haycraft JB: On the action of a secretion obtained from the medicinal leech on the coagulation of blood. Proc R Soc B. 1884; 36: 478–487.

[13] Kraemer BA, Korber KE, Aquino TI, et al.: Use of leeches in plastic and reconstructive surgery: a review. J Reconstr Microsurg. 1988; 4: 381–386.

[14] Lee DH, Park JB, Seo JH, et al.: Expression of hirudin in fed-batch cultures of recombinant Saccharomyces cerevisiae. Biotechnology Letters. 1994; 16: 667–670.

[15] Markwardt F: Studies on Hirudin. Naunyn Schmiedebergs Arch Exp Pathol Pharmakol. 1956; 228: 220–221.

[16] Markwardt F: Pharmacology of Hirudin: One hundred years after the first report of the anticoagulant agent in medicinal leeches. Biomed Biochim Acta. 1985; 44: 1007–1013.

[17] Markwardt F: Development of hirudin as an antithrombotic agent. Semin Thromb Hemost. 1989; 15: 269–282.

[18] Müller IW: Handbuch der Blutegeltherapie. Heidelberg: Haug; 2000.

[19] Nowak G: Pharmacology of recombinant hirudin. Semin Thromb Hemost. 2002; 28: 415–424.

[20] Raubenheimer O: Leeches: How to dispense them. J Am Pharm Assoc. 1923; 12: 338.

[21] Rester U, Bode W, Sampaio CA, et al.: Cloning, purification, crystallization and preliminary X-ray diffraction analysis of the antistasin-type inhibitor (domain I) from Haementeria ghilianii in complex with porcine beta-trypsin. Acta Crystallogr D Biol Crystallogr. 2001; 57: 1038–1041.

[22] Reverter D, Vendrell J, Canals F, et al.: A carboxypeptidase inhibitor from the medical leech Hirudo medicinalis. Isolation, sequence analysis, cDNA cloning, recombinant expression, and characterization. J Biol Chem. 1988; 273: 32927–32933.

[23] Sawyer RT: Leech Biology and Behaviour. Oxford: Clarendon; 1986.

10 Kontraindikationen

P. Flecken, A. Michalsen

Die Kenntnis der folgenden Kontraindikationen ist vordringlich, um schwer wiegende Behandlungsfehler mit negativen Auswirkungen im Vorfeld zu vermeiden.

10.1 Hämophilie, medikamentöse Antikoagulation

Eine absolute Kontraindikation besteht bei jeder Form der angeborenen und erworbenen Hämophilie bzw. der bestehenden medikamentösen Antikoagulation mit Marcumar/Warfarin, Heparin sowie neueren Heparinoiden. Darüber hinaus sollten Patienten nach einer subjektiv wahrgenommenen auffälligen Blutungsneigung explizit befragt werden. Einzelfälle von stark verlängerten Blutungen in der Beobachtungsstudie der Kliniken Essen-Mitte waren jeweils mit der retrospektiv anamnestischen Angabe einer diagnostisch ungeklärten Blutungsneigung verbunden. Eine Medikation mit Acetylsalicylsäure oder Clopidogrel stellt keine Kontraindikation per se dar, allerdings sollte die Anzahl der anzusetzenden Egel dann bei der ersten Behandlung reduziert und der Patient nach der Blutungsneigung befragt werden. Bei einer Kombinationstherapie von Acetylsalicylsäure mit Clopidogrel sollte, wenn medizinisch verantwortbar, Clopidogrel vor der Blutegeltherapie 5 Tage abgesetzt werden. Merklich verlängerte Blutungszeiten können sich auch bei Einnahme von hochdosiertem Fischöl, hochdosierten Enzympräparaten (z. B. Wobenzym), hochdosiertem Vitamin C sowie Ginkgo-biloba-Präparaten einstellen, auch diese Medikation ist zu pausieren.

10.2 Anämie

Bei bestehender Anämie bzw. Knochenmarkssuppression sollten generell keine blutentziehenden Maßnahmen durchgeführt werden.

10.3 Erosive Gastritis und mögliche gastrointestinale Blutung

Eine obere gastrointestinale (GI-)Blutung aufgrund gastroskopisch gesicherter erosiver Gastritis am Folgetag nach einer Blutegeltherapie wurde im eigenen Patientenkollektiv beschrieben, in einem weiteren Falle wurde bei einem Patienten unter laufender Thrombozytenaggregationshemmung mit Aspirin bei KHK eine obere GI-Blutung nach Blutegeltherapie beschrieben. Daher sollte die Blutegeltherapie bei einem manifesten Magengeschwür bzw. einer erosiven Gastritis aufgrund der möglichen systemischen Hirudinwirkungen mit verstärkter Blutungsneigung unterbleiben.

10.4 Infektionskrankheiten im akuten Stadium

Erfahrungsgemäß führen Blutegelbehandlungen im Rahmen akuter systemischer Infektionen zur subjektiven Schwächung und zu vermehrten Wundheilungsstörungen. Generell sind Blutentziehungen im erweiterten naturheilkundlichen und humoralpathologischen Verständnis bei akuten Infektionserkrankungen als kontraproduktiv zu werten und nicht durchzuführen. Für das Indikationsgebiet der plastischen/rekonstruktiven Chirurgie mit oftmals vorliegenden schweren Infektionen wird die Blutegeltherapie unter begleitender Antibiose durchgeführt.

10.5 Schwerwiegende Organerkrankungen und Immunsuppression

Bei Patienten mit schweren instabilen Organerkrankungen und/oder ausgeprägter Immunsuppression (Zytostase) sollte keine Blutegeltherapie durchgeführt werden. Eine relative Kontraindikation besteht für schwere, chronisch stabile Organerkrankungen, u.a. Leberzirrhose (CAVE: auch Blutgerinnungsstörungen), Kollagenosen, dialysepflichtige Patienten, Erkrankungen des Immunsystems und der blutbildenden Organe. Bei sinnvoller Indikation (Blutegel zur Schmerztherapie) kann hier bei normaler Blutgerinnung, nicht bestehender Anämie und aktuell weitgehender Immunkompetenz die Blutegeltherapie unter Antibiose erfolgen. Eine Blutegeltherapie bei HIV-Infektion sollte nicht erfolgen. Keine blutentziehenden Maßnahmen sollten auch bei Kachexien unterschiedlicher Ursachen durchgeführt werden. Unter niedrig bis mittel dosierter Medikation mit Kortikosteroiden kann eine Blutegeltherapie dann erfolgen, wenn der Patient nicht von Wundheilungsstörungen berichtet und noch keine typischen Hautveränderungen („Kortisonhaut") vorliegen.

10.6 Ausgeprägte allergische Diathese

Sofern spezielle Eiweißallergien vorliegen, muss an die Möglichkeit einer allergischen Reaktion auf Fremdeiweiße der Blutegel gedacht werden. Bei ausgeprägter allergischer Diathese mit anamnestisch ernsten systemischen Reaktionen sollte die Blutegeltherapie unterbleiben. Bei leichten oder fraglichen Reaktionen kann die Blutegeltherapie unter Antihistaminika-Medikation erfolgen.

10.7 Schwangerschaft

Während der Schwangerschaft sollten gewöhnlich keine blutentziehenden Maßnahmen durchgeführt werden. Zudem könnten aufgrund der Blutegelbehandlung unerwünschte Wirkungen eintreten, die eventuell den Einsatz von chemischen Medikamenten notwendig machen würden.

10.8 Allgemeine und örtlich begrenzte Wundheilungsstörungen

Bei Erkrankungen mit konsekutiven Wundheilungsstörungen, z. B. lange bestehender Diabetes mellitus, können die sonst harmlosen Blutegelbisse zu lokalen Komplikationen führen. Auch hier sind die anamnestischen Angaben des Patienten wegweisend, um festzustellen, ob damit eine relative Kontraindikation für die Blutegeltherapie vorliegt. Bei örtlich begrenzten Wundheilungsstörungen, z. B. bei Ulcus cruris, sollte man i.d.R. keine Egel direkt im erkrankten Bereich ansetzen, um keine potenziellen Ausgangspunkte für weitere Ulcera zu setzen (s.a. Kap. 5: Indikationen).

10.9 Keloidneigung

Bei entsprechender Disposition können auch abheilende Blutegelbissstellen zur Keloidbildung führen. Die Patienten sind vor der Therapie über frühere Narbenbildungen und Keloidneigung zu befragen.

10.10 Fehlendes Patienteneinverständnis

Die Blutegeltherapie sollte nur bei vorliegendem Einverständnis des Patienten durchgeführt werden. Es wird daher auch empfohlen, analog dem Vorgehen bei anderen invasiven Therapieverfahren, eine schriftliche Einverständniserklärung bei der Erstberatung einzuholen und dem Patienten eine schriftliche Information auszuhändigen (s. Anhang).

11 Unerwünschte Wirkungen der Blutegeltherapie

A. Michalsen

Ernsthafte Komplikationen bei einer Blutegeltherapie sind selten. Unter Beachtung der o.a. Kontraindikationen und sachgerechter Durchführung sind unerwünschte Wirkungen prinzipiell minimierbar. Auf regelhaft auftretende unerwünschte Wirkungen wie den Schmerz der Behandlung oder den kurzzeitigen Juckreiz sollte der Patient vor der Therapie hingewiesen werden. Zudem sollte vor jeder Blutegeltherapie eine Einverständniserklärung mit Hinweis auf die wesentlichen unerwünschten Wirkungen (s. Anhang) vom Patienten unterschrieben werden. Zur genauen Prävalenz der einzelnen unerwünschten Wirkungen infolge einer Blutegeltherapie liegen nur teilweise Daten aus systematischen und prospektiven Erhebungen vor. Für die nachfolgende Zusammenstellung wurden die Ergebnisse der bisherigen Wirksamkeitsstudien, publizierter oder den Autoren bekannter Kasuistiken sowie die Erfahrungsberichte in den Monographien berücksichtigt und zusammengeführt. Darüber hinaus wurden im Rahmen einer Qualitätssicherung an den Kliniken Essen-Mitte die dokumentierten unerwünschten Wirkungen von mehr als 1.000 Behandlungen, überwiegend im Indikationsbereich der Arthrosebehandlung, ausgewertet.

11.1 Lokaler Schmerz während der Behandlung

Dieser wird von den Patienten unterschiedlich beurteilt. In der Regel wird ein lokaler Schmerz ziehenden Charakters unmittelbar nach dem Biss angegeben, der dann etwa 1 bis 5 Minuten anhält. Mit zunehmendem Einbringen des Speichels in das Gewebe kommt dann die anästhesierende Wirkung der Inhaltsstoffe des Speichels zum Tragen. Die Schmerzstärke des Bisses und der ersten Saugphase wird insgesamt zumeist als leicht bzw. vernachlässigbar angegeben, vereinzelt aber auch (abhängig von der allgemeinen individuellen Schmerzempfindlichkeit) stärker empfunden und dann mit der Stärke eines Wespenstichs verglichen. Die Empfindungsskala reicht von „kaum zu spüren" über geringen Schmerz (wie etwa von Brennnesseln verursacht) bis zu einem – ganz selten – Schmerz ähnlich dem eines Wespenstichs. Meist wird ein leichtes, manchmal auch etwas stärkeres, rhythmisches Ziehen in den nachfolgenden 1 bis 3 Minuten registriert.

Ob ein objektiv gleich starker Reiz als Schmerz oder vielleicht gar nicht wahrgenommen wird, ist sicherlich auch abhängig von der Persönlichkeit und ihrer Aufmerksamkeit gegenüber der Therapie bzw. Einstellung zu den Blutegeln. Darüber hinaus spielen die Größe der Zahnleisten der Egel, die Heftigkeit des Bisses, die Stärke der Saugkraft und die Menge und Zusammensetzung der Speichelsubstanzen eine Rolle. Menschen nehmen oft gar nicht wahr, wenn sie – etwa unter Wasser – gebissen werden, während ihre Aufmerksamkeit auf Anderes gerichtet ist. Je ängstlicher das Geschehen beobachtet wird, desto deutlicher ist häufig die Schmerzempfindung. Diese Tatsachen sollte ein Therapeut bei der Vorbereitung und der Behandlung eines Patienten im Auge behalten. Manchmal können Ablenkungen helfen. Es ist auch nützlich, wenn der Patient „seinen" Egel „kennen lernt" und im einfühlsamen Umgang des Therapeuten mit dem Tier Ängste verliert. Wenn auch, aus grundsätzlichen hygienischen Gründen, Latexhandschuhe getragen werden müssen, sollte der Therapeut die Egel auf keinen Fall mit einer Pinzette anfassen. Der Ekel schwindet oft auch, wenn der „elegante" Schwimmstil und das farbige, schöne Rückenmuster der Tiere gezeigt werden. Sehr häufig wird berichtet, dass die Einstellung zu den Blutegeln sich nach einer erfolgreichen Behandlung ins Positive umdreht, denn die auf die Blutegel projizierten Befürchtungen entsprechen eher archaischen Ängsten als objektiven Gegebenheiten. Nicht zu empfehlen ist auch, den Egel nach der Behandlung vor den Augen der Patienten zu töten. Wird eine Tötung vorgenommen, sollte man die Tiere einfrieren und nach ein paar Tagen in 90%igen Alkohol legen.

11.2 Lokaler Juckreiz

Vorübergehender Juckreiz an den Blutegelbissstellen tritt sehr häufig in den ersten Tagen nach einer Behandlung auf und ist nicht als Allergie zu werten. Bei den Wirksamkeitsstudien zur Blutegeltherapie bei Gonarthrose berichteten etwa 70% der mit Blutegel Behandelten über lokalen Juckreiz, der im Mittel über 2 Tage anhielt. Ähnlich häufig und noch stärker ausgeprägt wird von vielen Patienten der Juckreiz nach Behandlung mehr peripherer Gelenke, z. B. bei Rhizarthrose, empfunden, nach empirischer Einschätzung hingegen geringer bei der Behandlung von großen Gelenken und vertebragenen Zonen. Der Patient sollte vor der Behandlung auf diese unerwünschte Wirkung hingewiesen werden. Insbesondere sollte das Aufkratzen nach dem ersten Wundverschluss vermieden werden, da dies häufig eine verzögerte Wundheilung zur Folge hat. Symptomatisch wird lokale Kühlung (Quarkwickel, feucht-kalte Wickel, Essigumschläge) als Erstmaßnahme empfohlen. Bei stärkerem Juckreiz kommen z. B. lokal Fenistil®-Salbe und orale Antihistaminika zum Einsatz. Von einigen Therapeuten wird bei Patienten mit vorbekannter stärkerer Reaktion nach Blutegeltherapie in Form von Juckreiz und Rötung eine begleitende orale Antihistaminikagabe durchgeführt. Kasuistisch berichteten einzelne Patienten auch über moderaten Juckreiz, der mehrere Monate nach Abschluss einer komplikationslosen Behandlung wieder kurzzeitig, z. B. unter äußerlicher Hitze (Sauna u. a.), auftrat.

11.3 Kreislaufdepression und vasovagale Reaktionen

Wie auch bei anderen invasiven Therapieverfahren kann es bei disponierten Patienten zu Beginn oder während der Behandlung zu einer vasovagalen Reaktion bis hin zur Synkope kommen. Bei der eigenen Klinikerhebung von 1.000 Behandlungen wurde ein Fall einer vasovagalen Reaktion dokumentiert. Vor einer Blutegeltherapie sollte entsprechend immer anamnestisch nach früheren vasovagalen Reaktionen und Synkopen, z. B. nach Blutabnahme oder Akupunktur, gefragt werden. Eine reichliche Flüssigkeitszufuhr vor und während der Behandlung, ausschließliche Behandlung im Liegen und eine beruhigende Behandlungsatmosphäre können vasovagalen Reaktionen wirksam entgegensteuern. Auch 2 ambulante Einzelfälle von symptomatischen Hypotensionen und vasopressorischen Synkopen nach Blutegeltherapie wurden berichtet. Bei beiden Patienten war eine arterielle Hypertension vorbekannt und mit antihypertensiver Dreifachmedikation behandelt. Wenige Stunden nach der Blutegeltherapie und unverändert fortgeführter Einnahme der antihypertensiven Medikation kam es dann zu kurzzeitigen benignen Synkopen. Die blutdrucksenkende Wirkung eines Aderlasses ist bekannt. In Konsequenz sollte der blutdrucksenkende Effekt des Aderlasses bei den begleitenden Maßnahmen einer Blutegeltherapie berücksichtigt werden. Auf eine reichliche Flüssigkeitszufuhr ist wiederum zu achten. Bei starker Nachblutung sollte der Blutdruck überwacht werden und ggf. die antihypertensive Medikation kurzzeitig angepasst werden.

11.4 Blutverlust

Jede Blutegeltherapie ist mit einem relativen Blutverlust verbunden, der aber in der Regel nicht klinisch relevant ist. In der Studie von Michalsen et al. [3] betrug der durchschnittliche Abfall des HB 0,7mg/dl, in keinem Falle gab es einen klinisch relevanten Blutverlust. Allerdings wurden vereinzelt Fälle von stärkeren Nachblutungen mit konsekutivem Abfall des Hämoglobins im Blutbild berichtet, v.a. wenn Blutegel akzidenziell direkt auf oberflächliche Venen angesetzt wurden. Im Rahmen der Essener Klinikdokumentation kam es bei 2 Patientinnen zu einem klinisch relevanten Abfall des Hämoglobins (>3 mg/dl), in einem Falle (Behandlung wegen Gonarthrose mit 6 Blutegeln) mit einer sukzessiven Transfusionsbedürftigkeit. Retrospektiv konnte hier eine der Patientin vorher bekannte, subjektiv verlängerte Blutungszeit erfragt werden. In einem weiteren Falle musste eine Nachblutung >36 Stunden durch eine kutane Naht behandelt werden. Durch nachfolgende aufwändige Gerinnungsdiagnostik ließ sich allerdings keine spezielle Blutgerinnungsstörung erfassen. Somit erscheint es wichtig, anamnestisch vor der Blutegeltherapie gezielt nach Blutungsneigungen zu fragen. Vor allem ist aber auf die Einnahme von antikoagulatorisch wirksamen Medikamenten sorgfältig zu achten. Bei der häufig vorzufindenden Medikation mit niedrigdosiertem Aspirin („Herz-Aspirin") sollte bei der Kombination mit weiteren neueren Thrombozytenaggregationshemmern (Clopidogrel, Iscover®, Plavix®) und auch hochdosierten Fischölen (Omacor®) nur eine geringe Anzahl von Blutegeln (3 bis 4) initial verwendet werden. Vor Durchführung der Blutegeltherapie sollte in jedem Falle ein Blutbild erstellt werden. Eine Anlage von mehr als 12 Blutegeln pro Behandlungseinheit sollte zur sicheren Vermeidung eines relevanten Blutverlustes nicht erfolgen.

11.5 Wundheilungsstörungen, Superinfektion, Allergien

Nach einer Blutegeltherapie schwellen die Ränder der dreizackigen Wunde in der Regel 12 bis 48 Stunden an, verbunden mit einem lokalen Spannungsgefühl, Überwärmung und Rötung. Im kleinen Umkreis der Bissstellen bilden sich Ekchymosen. Selten bilden sich größere Einblutungen. Wie bei einem oberflächlichen Bluterguss gehen die initial rot-violetten Verfärbungen nach einigen Tagen ins Gelbliche über und verschwinden schließlich nach etwa 2 Wochen. Darüber hinaus gehende, eng lokalisierte Entzündungen mit teilweise papulösen Erhebungen der Bissstellen sind relativ häufig, oft mit Juckreiz verbunden (s.o.), heilen aber unter Kühlung und Ruhigstellung zügig ab. Die Ursache dieser Wundheilungsstörungen ist nicht geklärt. Gehäuft werden solche verzögerten Hautreaktionen mit unsachgerechter Handhabung in Verbindung gebracht, insbesondere mit zu frühzeitigem Stillen der Nachblutung, Quetschen des Kopfes der Tiere mit einer Pinzette, dem Abreißen der Egel vor dem spontanen Abfallen oder der Haltung der Tiere in nicht frischem Wasser. Allerdings werden in Einzelfällen solche unerwünschte Wirkungen auch bei vollkommen sachgerechter Durchführung der Behandlung berichtet. Möglicherweise können auch lokale Infektionen mit Aeromonas hydrophila die Ursache bilden, allerdings wurde bisher in keinem Fall der mikrobiologische Nachweis von Aeromonas hydrophila aus Wundsekret erbracht. Die häufigste Ursache für ausgeprägtere lokale Entzündungen ist die sekundäre Verschmutzung oder Reizung durch Kratzen und Reibung. Daher ist auf den mechanischen Schutz der Wunde zu achten, der Patient sollte hierüber ausführlich informiert werden. Vereinzelte Fälle von ausgeprägteren lokalen Entzündungen wurden in der Klinikerhebung in drei Fällen berichtet, hierunter ein Erysipel sowie zwei Lymphangitiden moderater Ausprägung. Alle Fälle heilten unter Antibiose mit Cephalosporinen bzw. Gyrasehemmern rasch ab. Zur Minimierung von lokalen Entzündungen sollten die Kontraindikationen und Lokalisationshinweise strikt eingehalten werden. Der Therapeut sollte wissen, dass im Zweifelsfalle, bei progredienter schmerzhafter Rötung insbesondere mit erhöhten Temperaturen, der Einsatz von Antibiotika unmittelbar erfolgen sollte. In seltenen Fällen konnten weiterbestehende papulöse Effloreszenzen nach Blutegelbiss als Pseudolymphom durch Arthropodenreaktion gewertet werden [5]. Über die genaue Häufigkeit dieser unerwünschten Wirkung sind derzeit keine Angaben möglich. Dem Autor sind insgesamt 3 dokumentierte und gesicherte Fälle bekannt.

Nur schwer differenziert werden können sekundäre Wundheilungsstörungen von etwaigen allergischen Reaktionen. Über die Häufigkeit von allergischen Reaktionen nach Blutegelbissen liegen keine genauen Daten vor. Der häufig auftretende lokale Juckreiz ist nicht als Entsprechung einer allergischen Reaktion zu werten. Eindeutige allergische Symptome wie flüchtige urtikarielle Erscheinungen und lokodistante Schwellungen sind nur in Einzelfällen berichtet. Häufiger werden allerdings lokal begrenzte Symptome, Reflexerytheme oder urtikarieller Dermographismus bei psychovegetativ labilen Menschen beobachtet. Ein älterer Fallbericht beschreibt einen kurzzeitigen anaphylaktischen Schock nach Anlage von 6 Blutegeln an die Schläfe [4]. Einige Therapeuten verabreichen bei v.a. lokaler allergischer Reaktion mit empirisch gutem Erfolg systemisch Antihistaminika. Allerdings belegt die gute Ansprechrate auf Antihistaminika nicht per se eine allergische Genese, da auch auf Antihistaminika-Gabe mit einer entsprechenden Placeborate zu rechnen ist.

Kasuistisch wurde auch eine mögliche Boosterung einer vorbestehenden Antibiotika-Allergie durch spätere Blutegeltherapie diskutiert [1].

Bei der Interpretation lokaler Erscheinungen infolge Blutegel ist zu beachten, dass durch die im Blutegelspeichel enthaltenden Proteasen nicht-immunologische Mediatorfreisetzungen verschiedener Art erfolgen. Darüber hinaus können psychovegetative Einflussfaktoren entsprechende Reaktionen verstärken. Insgesamt sind somit nur wenige Fälle beschrieben, in denen eine allergische Reaktion mit ausreichender Sicherheit belegt ist. Allerdings sind allergische Reaktionen wie bei jeder

Fremdeiweißexposition potenziell möglich. Auch sind Kontaktdermatitiden nach Anwendung von Blutegelsalbe beobachtet worden [2].

Gelegentlich wird nach Behandlung mit Blutegeln auch über die kurzzeitige reaktive Anschwellung von proximalen Lymphknoten bzw. schmerzhaft tastbaren Lymphknoten berichtet, insbesondere bei verzögerter Wundheilung. Häufigste Lokalisation ist hierbei die Leistenregion bei Behandlung des Knie- und Hüftgelenkes und von Varizen. Übereinstimmend wird in den Erfahrungsberichten die rasche und komplikationslose Abschwellung dieser Lymphknotenschwellungen angegeben.

Im chirurgischen Indikationsgebiet wurde ein Fall eines follikulären Pseudolymphoms nach Blutegeltherapie publiziert [4].

11.6 Sepsis

Systemische Infektionen mit Sepsis durch Aeromonas hydrophila nach Blutegeltherapie wurden im Rahmen der Blutegelanwendung in der rekonstruktiven Chirurgie wiederholt berichtet. Bisher sind keine Fälle von Sepsis bei den übrigen Indikationsgebieten bekannt. Insofern scheint der Rückschluss berechtigt, dass die Gefahr einer Sepsis durch Aeromonas hydrophila nur bei entsprechend schwerer Grunderkrankung oder Immunsuppression, wie häufig bei den behandelten chirurgischen Patienten anzutreffen, gegeben ist. Entsprechend wird für die Blutegeltherapie im chirurgischen Indikationsfeld die begleitende Antibiose empfohlen (s. Kap. 7 Die Blutegeltherapie in der plastischen Chirurgie). Für die übrigen Indikationen ist nach derzeitigem Wissensstand keine primäre Antibiose erforderlich, die Kontraindikationen sind zu beachten.

Antibiose bei Blutegeltherapie

Eine begleitende Antibiose (Beginn mindestens 6 Stunden vor Therapie) wird bei Blutegeltherapie im chirurgischen Indikationsgebiet empfohlen. Für alle anderen Indikationen ergibt sich nach bisherigen Erfahrungen keine Notwendigkeit einer begleitenden Antibiose. Bei Patienten mit höherer Komorbidität kann diese über 3 Tage erfolgen (Antibiose erster Wahl: Gyrasehemmer, z. B. Ciprofloxacin, Ciprobay®). Bei auffälligen Entzündungszeichen nach Blutegeltherapie, die deutlich über die normale Gewebsreaktion hinausgehen, bzw. bei verzögertem Auftreten einer phlegmonösen Entzündung oder Lymphangitis ist die Antibiose mit Gyrasehemmern indiziert.

11.7 Übertragung von Krankheitserregern

Bei der heute üblichen einmaligen Anwendung von Blutegeln am Menschen ist die Gefahr einer indirekten Übertragung von Krankheitserregern von Mensch zu Mensch nicht gegeben. Die primäre Besiedlung des Blutegels mit Aeromonas hydrophila hat bisher nur für die Transplantationschirurgie klinische Relevanz und hat dort zur Empfehlung einer begleitenden Antibiose zur Infektionsprophylaxe geführt (s. o.).

Eine Übertragung anderer Bakterien oder Viren durch die Blutegelbehandlung auf den Mensch wurde bislang nicht beobachtet. Auf den Bezug der Egel durch eine kontrollierte Zucht (in Deutschland z. B. BBEZ) ist selbstverständlich zu achten.

11.8 Narbenbildung

Die Narben nach einer Blutegelbehandlung verkleinern sich in der Regel rasch auf kaum oder nicht mehr sichtbare kleinste dreizackige Spuren und verschwinden nach ein bis drei Wochen. Kommt es hingegen durch Kratzen oder sekundäre Infektion zu verzögerter Wundheilung, können die Narben über längere Zeit deutlicher sichtbar werden. Vereinzelt wurde auch von über mehrere Monate persistierenden papulösen Hauterhebungen berichtet. Insbesondere an Hautstellen mit dünner Haut und geringer Dicke des subkutanen Gewebes sowie an der Haut an ständig bewegten Gelenken kann es zu deutlicher Narbenbildung kommen, auch das Tragen sehr enger Kleidung nach der Behandlung, z. B. an den Kniegelenken, führt zu Narbenbildung. Aus kosmetischen Gründen ist insbesondere Zurückhaltung bei Anwendung im Gesicht und an frei sichtbaren und kosmetisch relevanten Körperstellen geboten. In diesem Zusammenhang sei nochmals auf die Notwendigkeit einer ausführlichen Patienteninformation und einer schriftlichen Einverständniserklärung mit Hinweis auf die mögliche Narbenbildung hingewiesen.

Literatur

[1] Beer AM, Fey S, Ciborovius J, et al.: Drug exanthema in connection with trimethoprim and sulfamethoxazole treatment, triggered by leech therapy. Forsch Komplementarmed Klass Naturheilkd. 2005; 12: 32–6.

[2] Dejobert Y, Martin P, Thomas P, Bergoend H: Contact dermatitis from topical leech extract. Conctact dermatitis. 1991; 24: 366–67.

[3] Michalsen A, Klotz S, Lüdtke R, et al.: Effectiveness of leech therapy in osteoarthritis of the knee: a randomized, controlled trial. Ann Intern Med. 2003; 139: 724–730.

[4] Schöpfer, Carl: Der medizinische Blutegel (Hirudo medicinalis). 2. verb. Aufl. Quedlinburg; 1841.

[5] Smolle J, Cerroni L, Kerl H: Multiple pseudolymphoma caused by hirudo medicinalis. J Am Acad Dermatol. 2000; 43: 867–869.

12 Die Bakterienflora des medizinischen Blutegels

J. Graf

Gleichbedeutend mit der Frage der Wirksamkeit der Blutegeltherapie in den verschiedenen Indikationsbereichen steht die Frage der Sicherheit der Behandlung. Während bisherige Erfahrungen und Daten belegen, dass der Schmerz der Behandlung in der Regel gering und unerwünschte Wirkungen durch die Blutegelspeichelinhaltsstoffe nur selten und in nur moderater Stärke auftreten, bleibt die Frage der möglichen Blutegel-induzierten bakteriellen oder viralen Infektion aktuell und klinisch relevant. Durch die obligate nur einmalige therapeutische Nutzung des Blutegels ist die Mensch-zu-Mensch-Übertragung mikrobiologischer Erkrankungen inzwischen ausgeschlossen, die physiologische Bakterienkolonisation des Egels eröffnet aber weiterhin ein Risiko der potenziellen, v.a. bakteriellen Infektion nach der Blutegeltherapie. Vor diesem Hintergrund werden im Folgenden die Mikrobiologie des Blutegels sowie die diagnostischen und therapeutischen Implikationen dargestellt.

12.1 Die Darmsymbiose des medizinischen Blutegels

Der moderne Arzt praktiziert gerne mit hoher Präzision und strenger Sterilität. Doch die Anwendung eines lebendigen Tieres bedeutet, dass nicht mit der gewohnten Sterilität gearbeitet werden kann, da Tiere von Natur aus mit Bakterien besiedelt sind. Diese Symbionten helfen dem Tier durch die Synthese essenzieller Nährstoffe, die Verdauung der aufgenommen Nahrung und die Behinderung der Kolonisierung von Krankheitserregern [22, 44]. Der Dickdarm des Menschen ist von einer Vielzahl von Bakterienarten besiedelt, es können hunderte von Arten kultiviert werden und kulturunabhängige Methoden deuten an, dass bis zu doppelt so viele weitere Arten im Dickdarm des Menschen leben [17, 18, 22]. Der Darm von Hirudo medicinalis ist auch von Bakterien kolonisiert, doch im Vergleich zu vielen anderen Tieren von wenigen Bakterienarten [15]. In diesem Kapitel werden der Wissensstand über die Bakterienflora im Darm des medizinischen Blutegels und die antimikrobiellen Mechanismen des Egeldarms beschrieben.

Der so genannte Magen des Blutegels hat das größte Volumen des Verdauungskanals und ist der Lagerort des aufgenommenen Blutes [39]. Der Magen des Egels ist nicht mit dem Magen von Wirbeltieren zu vergleichen, denn im Blutegelmagen wird dem Blut Wasser und Salz entzogen. Diese Funktion ist eher vergleichbar mit dem Dickdarm des Menschen, wo Flüssigkeit und Salz reabsorbiert werden. Eine andere Funktion des Blutegelmagens besteht in der Lagerung der mit dem Blut aufgenommen Erythrozyten. Die eigentliche Verdauung und die Aufnahme von Nährstoffen geschieht erst im Enddarm [37], welcher im Vergleich zum Magen sehr klein ist. Deshalb kann man annehmen, dass die meisten Studien, die die Bakterienflora des Verdauungskanals untersuchten, wahrscheinlich Bakterien vom Magen isolierten, obwohl dies anhand der oft minimalen Beschreibung der Methoden nicht immer nachvollziehbar ist.

Die ersten mikrobiologischen Studien berichteten erstaunlicherweise über die Kultivierung nur einer einzigen Art von Bakterien aus dem Magen des Blutegels. Lehmensick und Hornborstel nannten dieses Bakterium Bacterium hirudinicolum, während Büsings Gruppe ihm zehn Jahre später den Namen Pseudomonas hirudinis gab 6, 7, 29]. Die Anwesenheit einer einzigen Bakterienart steht im krassen Gegensatz zu der weit verbreiteten hochkomplexen Bakterienflora, welche die Verdauungssysteme der meisten Tiere besiedelt. Die Bakterien, die vom Egel isoliert wurden, testeten positiv für β-Hämolyse und produzierten extrazellulare Proteasen und Lipasen. Aufgrund der Reinkultur und der Produktion dieser Enzyme, die eine Rolle in der Verdauung des Blutes spielen könnten, wurden diese Bakterien als Symbionten bezeichnet.

Die Funktion der Symbionten im Rahmen der Symbiose steht bis heute noch nicht fest, bis jetzt wurden drei Thesen aufgestellt [7, 15, 16].

1. Die Bakterien helfen bei der Verdauung des Blutes.
2. Die Bakterien stellen essenzielle Nährstoffe für den Egel her.
3. Die Bakterien behindern das Wachstum anderer Bakterien.

Ein klassischer Beweis für einen Beitrag von Bakterien bei der Verdauung des Blutes oder durch die Synthese von Nährstoffen wie Vitamin B_{12}, das nur in geringen Konzentrationen im Blut vorhanden ist, beruht auf der Inaktivierung der Bakterien durch Antibiotika. Zwei Studien untersuchten den Einfluss von Antibiotika auf die Verdauungsphysiologie des Egels. Büsing verabreichte den Tieren Chloramphenicol (1 mg/ml Blut) und berichtete über eine Verringerung des Wasserverlusts und der Ausscheidung von Stickstoff nach der Blutaufnahme [7]. Es ist nicht eindeutig zu klären, ob das Antibiotikum das Tier auch direkt beeinflusst hat, da Chloramphenicol zumindest im Menschen relativ schnell vom Darm in das Blut gelangt und die verabreichte Konzentration sehr hoch war. Zebe et al. gaben Kanamycin und berichteten über eine Verringerung der Sauerstoffaufnahme und eine reduzierte Ausscheidung von NH_3 [47]. Auch in diesen Versuchen war die Kanamycin-Dosis sehr hoch (1 mg/ml), im Gegensatz zu Chloramphenicol wird Kanamycin nicht gut vom Darm aufgenommen und deshalb das Tier wahrscheinlich weniger beeinflussen [16]. Somit ist zumindest angedeutet, dass die Symbionten den Metabolismus und die Physiologie des Tieres beeinflussen.

12.2 Aeromonas, Darmsymbiont des Blutegels

In den 60er-Jahren wurden die von Lehmensick beschriebenen Symbionten als Aeromonas hydrophila neu klassifiziert [27]. Die Taxonomie der Aeromonaden ist seitdem wesentlich komplizierter geworden und viele neue Arten wurden beschrieben [2, 8, 23, 25, 26]. Die klassische Identifizierung durch biochemische Tests ist nicht einfach und auch bei der Sequenz des 16S rRNA Gens sind die Unterschiede zwischen den Arten gering [1, 13, 34]. Ein weiteres bekanntes Problem ist, dass insbesondere ältere kommerzielle Tests die verschiedenen Aeromonas-Arten nicht korrekt identifizieren. Die meisten Studien, welche die Bakterienflora des Blutegels untersuchten, benutzten jedoch nur kommerzielle Tests und identifizierten den Symbionten als

Aeromonas hydrophila [5, 11, 30, 31, 33, 35, 38, 41]. Zum Teil wurden die Isolate von Hirudo verbana auch als Aeromonas sobria identifiziert [12, 33], die wahrscheinlich korrekterweise Aeromonas veronii genannt werden sollten, da die 16S rRNA Gen-Sequenz unterschiedlich ist. In einer unserer Studien identifizierten wir die Symbionten als Aeromonas veronii biovar sobria durch kommerzielle Tests, die mit zusätzlichen Tests ergänzt wurden und bestätigten diese Identifizierung durch die Sequenzierung des 16S rRNA Gens [14]. Unsere Analyse zeigte, dass viele Isolate aus dem Blutegelmagen in den biochemischen Tests untypische Reaktionen hatten, die eine Identifikation als Aeromonas hydrophila erklären könnte. Zum Beispiel hydrolysierte eine Gruppe von Symbionten Eskulin, was charakteristisch für Aeromonas hydrophila ist, doch die 16S rRNA Sequenz war identisch mit der von Aeromonas veronii biovar sobria. Kürzlich berichtete eine neue Studie ähnliche Schwierigkeiten in der biochemischen Identifizierung von Aeromonaden (diese Arbeit wurde erst heute akzeptiert) [1]. Von H. orientalis wurden zwei verschiedene Aeromonaden kultiviert, A. veronii und A. jandaei [28b]. Es besteht weiterhin die Möglichkeit, dass Tiere von anderen Züchtern, anderen Regionen oder andere Egelarten andere Bakterienarten beherbergen.

Die Bedeutung der exakten Identifizierung ist für die Anwendung der Blutegel wahrscheinlich weniger wichtig, da Aeromonas hydrophila und Aeromonas veronii biovar sobria letztlich ähnliche Infektionen im Menschen hervorrufen können und die gleiche Vorsicht bei beiden Arten geboten ist [25]. Bei der Ansetzung von Egeln an gut durchblutete Stellen am Körper eines Menschen mit intaktem Immunsystem wurden in der Literatur meines Wissens nach keine bemerkenswerten Infektionen beschrieben. Falls jedoch die Ansatzstelle nicht gut durchblutet ist, können Wundinfektionen vorkommen, die jedoch durch Antibiotikaprophylaxe (vorzugsweise mit Chinolonen wie Ciprofloxacin/Ofloxacin oder auch Cephalosporinen der 3. Generation wie Ceftriaxon) verhindert werden können [19, 21, 28, 38, 42, 45]. Hingegen sollten Cephalosporine der 1. Generation und Penicilline wegen der weitverbreiteten Resistenzen nicht verwendet werden. Es ist aber zu beachten, dass auch Resistenzen gegen die empfohlenen Antibiotika auftreten können [40, 45]. Die exakte Unterscheidung der beiden Aeromonas-Arten ist wichtig für den Mikrobiologen, da es immer noch nicht gelungen ist, konkret virulente von harmlosen Aeromonas-Stämmen zu unterscheiden. Beide Aeromonas-Arten sind weit verbreitet, sie kommen in Flüssen und Seen vor, sowohl im Wasser wie auch im Sediment, können aber auch Infektionen beim Menschen hervorrufen.

Von den 15 Aeromonas-Arten rufen drei Arten am häufigsten Krankheiten beim Menschen vor, Aeromonas hydrophila, Aeromonas media und Aeromonas veronii biovar sobria (oft fälschlicherweise Aeromonas sobria genannt). Es ist wichtig, zu erwähnen, dass im Vergleich zu vielen anderen pathogenen Bakterien, diese Arten nicht von sehr großer klinischer Bedeutung sind. Die am meisten vorkommenden Krankheitsbilder sind Durchfall, der sich ohne Antibiotikabehandlung aufklärt und kleinere Infektionen von Wunden, die mit See- oder Flusswasser in Kontakt kamen. Viel seltener, wenn der Patient immunsupprimiert ist (z. B. postoperativ, Polytrauma, Leberzirrhose, u.a.), können ernsthafte Krankheitsbilder entstehen, eine ausführliche Zusammenstellung des Wissensstandes hierzu ist publiziert [25].

12.3 Mikrobiologie des Blutegels

Eine Einsicht in die Bakterienflora des Blutegeldarms kann am besten durch die Kultivierung der Bakterien aus dem Egel oder der DNA-Analyse des Darminhalts gewonnen werden. Die bis jetzt publizierten Untersuchungen benutzten meist kommerziell erhältliche Kits zur biochemischen Identifikation der kultivierten Bakterien. Alle einschlägigen Studien isolierten Aeromonas aus Blutegeln, die meistens als Aeromonas hydrophila, seltener als Aeromonas veronii biovar sobria, beschrieben wurden. Obwohl einige Studien nur Aeromonas vorfanden – in unserer Studie waren z. B. 99,5 % der kultivierbaren Bakterien Aeromonas veronii biovar sobria – wird in anderen Studien das Anzüchten von anderen Arten beschrieben. Ohne Angaben der Anzahl der Isolate ist es schwer, abzuschätzen, was für eine Rolle diese Bakterien im Blutegel spielen. Erkenntnisse darüber, ob sie im Darm vorkommen, von der Oberfläche oder sogar von einem anderen Organ stammen sowie quantitative Untersuchungen sind wichtig, um ein mögliches Infektionsrisiko abzuschätzen.

Die meisten Bakterienarten können jedoch nicht im Labor kultiviert werden, obwohl sie metabolisch aktiv sind. So können z. B. von Seewasser nur rund 0,1 % aller darin vorkommenden Bakterienarten angezüchtet werden. Obwohl die meisten Krankheitserreger des Menschens angezüchtet werden können, sind „nur“ zwischen 30 bis 50 % der Darmbakterien im Labor kultivierbar [17]. So ist es möglich, dass auch im Egel andere Bakterien vorkommen, die schwer oder gar nicht im Labor kultivierbar sind. In neuen Studien wurde die DNA aus dem Enddarm und dem Magen isoliert, und das 16S rRNA-Gen amplifiziert und in ein Plasmid kloniert [28b, 47]. Einzelne Plasmide wurden sequenziert, und somit gewannen wir einen Einblick in die Bakterienflora des Egels ohne Anzüchtung von Bakterien. Die Analysen deuten an, dass im Magen außer Aeromonas eine weitere Bakterienart vorkommt, die entfernt verwandt mit einem Darmsymbionten des Menschen, Bacteroides, ist. Somit scheint es wahrscheinlich, dass mehr Mikroorganismen als ursprünglich angenommen im Magen des Egels vorkommen, dennoch handelt es sich um eine erstaunlich kleine Anzahl von Bakterienarten. Im Enddarm des Egels kommen weitere Bakterienarten vor, doch dominieren auch hier Aeromonas veronii und der oben erwähnte Verwandte von Bacteroides.

Seit den frühen 80er Jahren wurde erneut die medizinische Anwendung von Blutegeln in der plastischen und mikrovaskularen Chirurgie bei lokalen venösen Perfusionsstörungen beschrieben [20]. Eine wichtige Folge der schlechten Durchblutung ist, dass die Abwehrkräfte des Patienten lokal geschwächt sind und der Patient örtlich immunsupprimiert ist, was es wiederum Bakterien erleichtert, sich dort festzusetzen und eine Infektion hervorzurufen. So wurden vielfach Wundinfektionen beschrieben, die der Anwendung von Blutegeln auf schlecht durchblutetes Gewebe folgten [3, 9, 10, 30–32, 41, 43, 46] (s.a. Kap. 11: Unerwünschte Wirkungen). Diese Infektionen können durch Antibiotikaprophylaxe verhindert werden. Insgesamt ist zu beachten, dass diese Patienten wegen der Durchblutungsstörung eine besondere Risikogruppe darstellen und außerdem wiederholt mehrere Egel angesetzt wurden. Es sei darauf hingewiesen, dass diese erfolgreiche Therapie nicht durch die Verabreichung von Medikamenten ersetzt werden kann. Die unzureichende Durchblutung des Gewebes ist somit ein wichtiger Unterschied zu den meisten anderen

Anwendungen, die von Therapeuten vorgenommen werden. Mikrobiologische Studien der o.e. chirurgischen Wundinfektionen ergaben, dass die Infektionen in fast allen Fällen durch Aeromonas hyrdophila oder Aeromonas veronii biovar sobria hervorgerufen wurden. Außer Aeromonas-Infektionen wurden auch je ein Fall einer Vibrio-fluvialis- und einer Serratia-marcescens-Infektion beschrieben [36, 43].

12.4 Antimikrobielle Eigenschaften des Egeldarms

Im Gegensatz zur komplexen Bakterienflora in den Därmen der meisten Tiere deuten demnach die heutigen Daten darauf hin, dass im Darm des medizinischen Blutegels sehr wenige Bakterienarten vorkommen. Dies ist einerseits wichtig für die sichere Anwendung des Egels am Menschen, andererseits aber auch deshalb äußerst interessant, da man davon ausgehen muss, dass gewisse Substanzen im Egelmagen das Wachstum von vielen Bakterien hemmen oder sie gar töten. Diese Substanzen können vom Egel oder seinen Symbionten produziert werden oder auch schon in dem vom Egel aufgenommenen Blut vorhanden sein.

In einer Studie von Indergand und Graf wurde die Kolonisationsfähigkeit von drei klinischen Isolaten, die als Escherichia coli, Pseudomonas aeruginosa und Staphylococcus aureus identifiziert wurden, untersucht [24]. Dem Egel wurden Reinkulturen gefüttert und die Konzentration im Egel zu verschiedenen Zeiten bestimmt. Interessanterweise nahm die Konzentration des E.-coli-Stammes im Egeldarm ab. In einem Kontrollexperiment wurde dasselbe Blut nicht dem Egel gefüttert, sondern unter den gleichen Bedingungen wie beim Tier inkubiert. Auch dort nahm die Konzentration der E. coli im Blut ab. Dies deutet daraufhin, dass vielleicht eine antimikrobielle Substanz im Blut des Tieres aktiv bleibt.

Das Komplementsystem ist ein wichtiger Schutz gegen Infektionen und kann durch den klassischen oder alternativen Weg aktiviert werden. Durch die Erhitzung des Blutes kann die Aktivierung des Komplementsystems inhibiert werden und diese Vorbehandlung erlaubte es den E. coli, im Egel und im Blut zu wachsen. Diese Experimente deuten darauf hin, dass das Komplementsystem auch im Blutegel für eine gewisse Zeit aktiv ist und sensible Baktieren abtötet. Diese Hypothese wurde weiter bestätigt mit Aeromonas-veronii-Mutanten, die einen Defekt in der Synthese der Lipopolysaccharide haben und deshalb vom Komplementsystem getötet werden [4]. Diese Mutanten konnten den Egel nicht kolonisieren, außer wenn das Blut durch Hitze inaktiviert war oder der Mutant mit dem intakten Operon komplementiert wurde. Das Ergebnis zeigt, dass das Komplementsystem in frisch aufgenommenem Blut im Verdauungssystem des Egels aktiv bleibt und sensible Bakterien tötet.

Die beiden anderen Arten, Pseud. aeruginosa und Staph. aureus, die von Indergand und Graf untersucht wurden, konnten zwar im Darm des Egels überleben, aber ihr Wachstum war signifikant inhibiert [24]. Dies deutet daraufhin, dass das aufgenommene Blut vom Egel, den Darmsymbionten oder von beiden modifiziert wird und diese Veränderung das Wachstum zumindest dieser Stämme inhibiert [15]. Wahrscheinlich spielen makrophagenähnliche Zellen, Hemozyten, welche im Magen des Blutegels vorkommen, eine wichtige Rolle, sensitive Bakterien zu phagozytieren [39b]. Unmittelbar nach der Aufnahme in das Verdauungssystem des Egels werden dem Nahrungsblut Wasser und Salze entzogen und durch die Nephridien ausgeschieden. Es kann sein, dass allein diese Veränderungen das Wachstum dieser beiden Arten beeinflusst und/oder dass andere Substanzen vom Tier oder Symbionten produziert werden, die das Wachstum behindern.

Eines unserer weiteren Ziele ist es, diese Veränderungen in ihrer Wirkung auf die Bakterienflora zu verstehen und mögliche antimikrobielle Substanzen zu identifizieren. Unsere Methode beruht auf der Fähigkeit von Aeromonas veronii, im Magen des Egels schnell zu wachsen [14]. Die Anzahl des Aeromonas-Symbionten verdoppelt sich im Egel ungefähr jede Stunde bei 21° C. Das ist dieselbe Wachstumsrate wie in einem reichen Nährmedium und sie erreicht eine Konzentration von 5×10^7 – 1×10^8 CFU/ml. Diese Fähigkeit weist darauf hin, dass der Symbiont resistent gegen die antimikrobiellen Substanzen ist. Falls Mutanten zu finden sind, die im Egel schlechter wachsen, kann die Analyse dieser Kolonisationsmutanten uns Hinweise über die im Egel aktiven Substanzen geben.

Schon jetzt deuten diese Studien darauf hin, dass auf verschiedenen Ebenen Hindernisse vorhanden sind, die die natürlich vorkommenden Symbionten bewältigen können, viele andere Bakterienarten aber nicht. Vor allem sind antimikrobielle Komponenten des aufgenommenen Blutes wichtig. Falls das gefütterte Blut nicht frisch ist oder die Tiere z. B. durch zu langes Hungern geschwächt sind, können möglicherweise auch andere Bakterienarten im Blutegeldarm wachsen.

Diese Arbeit wurde von dem Schweizerischen National Fonds, der National Science Foundation (USA, MCB-0334267 und MCB-0448052) und der Sandoz Stiftung unterstützt.

Literatur

[1] Abbott SL, Cheung WK, Janda JM: The genus Aeromonas: biochemical characteristics, atypical reactions, and phenotypic identification schemes. J Clin Microbiol. 2003; 41: 2348–2357.

[2] Abbott SL, Cheung WKW, Kroske-Bystrom S et al.: Identification of Aeromonas strains to the genospecies level in the clinical laboratory. J Clin Microbiol. 1992; 30: 1262–1266.

[3] Abrutyn E: Hospital-associated infections from leeches. Ann Int Med. 1988; 109: 356–358.

[4] Braschler TR, Merino S, Tomas JM, Graf J: Complement resistance is essential for colonization of the digestive tract of Hirudo medicinalis by Aeromonas strains. Appl Environ Microbiol. 2003; 69: 4268–4271.

[5] Buiting AG, Horbach JM, Petit PL: An unusual hospital infection: Aeromonas hydrophila infection due to the use of leeches. Ned Tijdschr Geneeskd. 1990; 134: 2103–2105.

[6] Büsing KH: Pseudomonas hirudinis, ein bakterieller Darmsymbiont des Blutegels (Hirudo officinalis). Zentralbl Bakteriol. 1951; 157: 478–485.

[7] Büsing KH, Döll W, Freytag K: Die Bakterienflora der medizinischen Blutegel. Arch Mikrobiol. 1953; 19: 52–86.

[8] Carnahan AM, Joseph SW, Janda JM: Species identification of Aeromonas strains based on carbon substrate oxidation profiles. J Clin Microbiol. 1989; 27: 2128–2129.

[9] de Chalain TM: Exploring the use of the medicinal leech: a clinical risk-benefit analysis. J Reconstr Microsurg. 1996; 12: 165–172.

[10] Dickson WA, Boothman P, Hare K: An unusual source of hospital wound infection. Br Med J. 1984. 289: 1727–1728.

[11] Eroglu C, Hokelek M, Guneren E et al.: Bacterial flora of Hirudo medicinalis and their antibiotic sensitivities in the middle black sea region, Turkey. Ann Plast Surg. 2001; 47: 70–73.

[12] Fenollar F, Fournier PE, Legre R: Unusual case of Aeromonas sobria cellulitis associated with the use of leeches. Eur J Clin Microbiol Infect Dis. 1999; 18: 72–73.

[13] Graf J: Diverse restriction fragment length polymorphism patterns of the PCR- amplified 16S rRNA genes in Aeromonas veronii strains and possible misidentification of Aeromonas species. J Clin Microbiol. 1999; 37: 3194–3197.

[14] Graf J: Symbiosis of Aeromonas veronii biovar sobria and Hirudo medicinalis, the medicinal leech: a novel model for digestive tract associations. Infect Immun. 1999; 67: 1–7.

[15] Graf J: The symbiosis of Aeromonas and Hirudo medicinalis, the medicinal leech. ASM News. 2000; 66: 147–153.

[16] Graf J: The effect of the symbionts on the physiology of Hirudo medicinalis, the medicinal leech. Int J Reprod Biol. 2002; 41: 269–275.

[17] Hayashi H, Sakamoto M, Benno Y: Fecal microbial diversity in a strict vegetarian as determined by molecular analysis and cultivation. Microbiol Immunol. 2002; 46: 819–831.

[18] Hayashi H, Sakamoto M, Benno Y: Phylogenetic analysis of the human gut microbiota using 16S rDNA clone libraries and strictly anaerobic culture-based methods. Microbiol Immunol. 2002; 46: 535–548.

[19] Haycox CL, Odland PB, Coltrera MD et al.: Indications and complications of medicinal leech therapy. J Am Acad Dermatol. 1995; 33: 1053–1055.

[20] Henderson HP, Matti B, Laing AG et al.: Avulsion of the scalp treated by microvascular repair: the use of leeches for post-operative decongestion. Brit J Plast Surg. 1983; 36: 235–239.

[21] Hermansdorfer J, Lineaweaver W, Follansbee S et al.: Antibiotic sensitivities of Aeromonas hydrophila cultured from medicinal leeches. Br J Plast Surg. 1988; 41: 649–651.

[22] Hooper LV, Gordon JI: Commensal host-bacterial relationships in the gut. Science. 2001; 292: 1115–1118.

[23] Huys G et al.: Aeromonas popoffii sp. nov., a mesophilic bacterium isolated from drinking water production plants and reservoirs. Int J Syst Bacteriol. 1997; 47: 1165–1171.

[24] Indergand S, Graf J: Ingested blood contributes to the specificity of the symbiosis of Aeromonas veronii biovar sobria and Hirudo medicinalis, the medicinal leech. Appl Environ Microbiol. 2000; 66: 4735–4741.

[25] Janda JM, Abbott SL: Evolving concepts regarding the genus Aeromonas: an expanding panorama of species, disease presentations, and unanswered questions. Clin Infect Dis. 1998; 27: 332–344.

[26] Janda JM, Duffey PS: Mesophilic aeromonads in human disease: current taxonomy, laboratory identification, and infectious disease spectrum. Rev Infect Dis. 1988; 10: 980–997.

[27] Jennings JB, van der Lande VM: Histochemical and bacteriological studies on digestion in nine species of leeches (Annelidia: Hirudinea). Biol Bull. 1967; 33: 166–183.

[28] Kraemer BA, Korber KE, Aquino TI et al.: Use of leeches in plastic and reconstructive surgery: a review. J Reconstr Microsurg. 1988; 4: 381–386.

[28b] Laufer A, Siddall M, Graf J: Characterization of the digestive-tract microbiota of *Hirudo orientalis*, a European medicinal leech. Appl Environ Microbiol. 2008 74: 6151–6154.

[29] Lehmensick R: Ueber einen neuen bakteriellen Symbionten im Darm von Hirudo officinalis L. Zentralbl Bakteriol. 1941; 147: 317–321.

[30] Lineaweaver WC: Aeromonas hydrophila infections following clinical use of medicinal leeches: a review of published cases. Blood Coagul Fibrinolysis. 1991; 2: 201–203.

[31] Lineaweaver WC et al.: Aeromonas hydrophila infections following use of medicinal leeches in replantation and flap surgery. Ann Plast Surg. 1992; 29: 238–244.

[32] Lowen RM, Rodgers CM, Ketch LL et al.: Aeromonas hydrophila infection complicating digital replantation and revascularization. J Hand Surg. 1989; 14: 714–718.

[33] Mackay DR, Manders EK, Saggers GC et al.: Aeromonas species isolated from medicinal leeches. Ann Plast Surg. 1999; 42: 275–279.

[34] Martinez-Murcia AJ, Benlloch S, Collins MD: Phylogenetic interrelationships of members of the genera Aeromonas and Plesiomonas as determined by 16S ribosomal DNA Sequencing: lack of congruence with results of DNA-DNA hybridizations. Int J Syst Bacteriol. 1992; 42: 412–421.

[35] Nonomura H, Kato N, Ohno Y et al.: Indigenous bacterial flora of medicinal leeches and their susceptibilities to 15 antimicrobial agents. J Med Microbiol. 1996; 45: 490–493.

[36] Pereira JA, Greig JR, Liddy H et al.: Leech-borne Serratia marcescens infection following complex hand injury. Br J Plast Surg. 1998; 51: 640–641.

[37] Roters FJ, Zebe E: Proteinases of the medicinal leech, Hirudo medicinalis: purification and partial characterization of three enzymes from the digestive tract. Comp Biochem Physiol. 1992; 102B: 627–634.

[38] Sartor C et al.: Nosocomial Infections with Aeromonas hydrophila from Leeches. Clin Infect Dis. 2002; 35: E1–5.

[39] Sawyer RT: Leech biology and behavior. Oxford: Clarendon Press; 1986.

[39b] Silver AC, Kikuchi Y, Fadl AA, Sha J, Chopra A, Graf J: Interaction between innate immune cells and a bacterial type-three secretion system in mutualistic and pathogenic associations. Proc Natl Acad Sci USA. 2007; 104: 9481–9489.

[40] Sinha S, Chattopadhyay S, Bhattacharya SK et al.: An unusually high level of quinolone resistance associated with type II topoisomerase mutations in quinolone resistance-determining regions of Aeromonas caviae isolated from diarrhoeal patients. Res Microbiol. 2004; 155: 827–829.

[41] Snower DP, Ruef C, Kuritza AP et al.: Aeromonas hydrophila infection associated with the use of medicinal leeches. J Clin Microbiol. 1989; 27: 1421–1422.

[42] Steer A, Daley AJ, Curtis N: Suppurative sequelae of symbiosis. Lancet. 2005; 365: 188.

[43] Varghese MR, Farr RW, Wax MK et al.: Vibrio fluvialis wound infection associated with medicinal leech therapy. Clin Infect Dis. 1996; 22: 709–710.

[44] Vollaard EJ, Clasener HA, van Saene HK et al.: Effect on colonization resistance: an important criterion in selecting antibiotics. Dicp. 1990; 24: 60–66.

[45] Whitaker IS, Izadi D, Oliver DW et al.: Hirudo Medicinalis and the plastic surgeon. Br J Plast Surg. 2004; 57: 348–353.

[46] Whitlock MR, O'Hare PM, Sanders R et al.: The medicinal leech and its use in plastic surgery: a possible cause for infection. Br J Plast Surg. 1983; 36: 240–244.

[47] Worthen PL, Gode CJ, Graf J: Culture-independent characterization of the digestive-tract microbiota of the medicinal leech, a tripartide symbiosys. Appl Environ Microbiol. 2006; 72: 4775–4781.

[48] Zebe E, Roters FJ, Kaiping B: Metabolic changes in the medical leech Hirudo medicinalis following feeding. Comp Biochem Physiol. 1986; 84A: 49–55.

13 Abrechnung

P. Flecken, A. Michalsen

13.1 Die Abrechnung der Blutegelbehandlung in der ärztlichen ambulanten Tätigkeit nach GOÄ

Beispiele

Blutegelbehandlung

Ziffern GOÄ

3	Ausführliche Beratung, mind. 10 Minuten
7	Untersuchung Organsystem
747	Schröpfköpfe/ Blutegel
2000	Kleine Wunde, Erstversorgung
204	Zirkulärer Verband, Kompression
200	Verband, Wunde

Erhöhter Regelsatz 3,747 = 3,5

Gesamtsumme 96,50 €

Blutegelbehandlung klein (Wiederholung, Minimalbehandlung, 1–2 Egel)

Ziffern GOÄ

1	Beratung
5	Untersuchung, symptombezogen
747	Schröpfköpfe, Blutegel
2000	Kleine Wunde, Erstversorgung
204	Zirkulärer Verband

Erhöhter Regelsatz 204 = 1,5

Gesamtsumme 49,50 €

13.2 Die Abrechnung der Blutegelbehandlung in der Heilpraktikerpraxis

Die meisten privaten Krankenkassen erstatten die Kosten der Blutegelbehandlung entsprechend der in dem Gebührenverzeichnis für Heilpraktiker (GeBüH) aufgeführten, nachfolgenden Ziffern:

Ziffer 1: eingehende Untersuchung

Ziffer 27.1: Blutegelbehandlung (diese Ziffer wird in der Regel mit der Anzahl der gesetzten Egel multipliziert)

Ziffer 32.1: Versorgung einer kleinen Wunde (diese Ziffer wird in der Regel mit der Anzahl der Bissstellen multipliziert)

Ziffer 32.2: elastischer Verband

Ziffer 5: Beratung

Die Höhe der Erstattung durch die einzelnen Kassen ist unterschiedlich und kann daher an dieser Stelle nicht pauschal in € angegeben werden.

14 Rechtliche Aspekte der Blutegeltherapie in der Europäischen Union und in den USA

M. Aurich, unter Mitarbeit von J. Graf

Für die deutschsprachige Erstauflage des vorliegenden Buches war ausschließlich eine Darstellung der rechtlichen Aspekte der Blutegeltherapie im deutschsprachigen Raum erforderlich. Die wenig später vorgelegte international ausgerichtete Fassung des Buches in englischer Sprache macht eine erweiterte Betrachtungsweise der rechtlichen Aspekte erforderlich. Es erscheint auch angebracht, die zzt. unterschiedliche rechtliche Einstufung der medizinischen Blutegel als „Medical Device" in den USA und als „Drug/Medicinal Product"[1] in der EU gegenüberzustellen und zu diskutieren. Hierfür ist u. a. eine kurze Einführung in die arzneimittelrechtlichen Systeme in den USA und der EU erforderlich (Kap. 14.1). Da die Strukturen der medizinischen Berufe zwischen den USA und der EU und innerhalb der EU voneinander abweichen, sind spezifische Regelungen, die ggf. nur in Deutschland gelten, mit dem Hinweis auf „deutsches Recht" gekennzeichnet. Um den Rahmen der rechtlichten Aspekte der Blutegeltherapie nicht überproportional zu erweitern, bitten die Autoren die Leser, die jeweils nationalen Regelungen der dargestellten Rechtsbereiche für eine rechtskonforme Durchführung der Blutegeltherapie in eigener Verantwortung zu recherchieren. Die nachfolgenden Ausführungen bilden hierfür wichtige Anhaltspunkte.

Für Therapeuten und Patienten ist neben der „Good Medical Practice" bei der Anwendung der Blutegeltherapie auch die Frage nach den rechtlichen Aspekten der Behandlung von hoher Bedeutung. Für den Therapeuten stellen sich insbesondere Fragen nach Haftung, Ordnungswidrigkeiten und ggf. strafrechtlichen Risiken. Der Patient erwartet die bestmögliche Therapie mit einem geprüften und sicheren Arzneimittel. Nachfolgend sind vorrangig die spezifischen rechtlichen Aspekte einer Blutegeltherapie dargestellt. Die allgemeinen Verantwortlichkeiten der Therapeutenberufe wurden ausgeklammert.

Folgende Fragen sollte der verantwortliche Therapeut vor der Behandlung geklärt haben, um den Patienten und die eigene Person vor Rechtsrisiken zu schützen:

1. Wie sind Blutegel arzneimittel- und medizinrechtlich eingestuft?
2. Welche fachlichen Voraussetzungen benötigt der Therapeut, um eine Blutegelbehandlung durchzuführen?
3. Hat sich der Therapeut ausreichend über potenzielle Risiken informiert?
4. Ist der Patient über die Erscheinungsformen potenzieller Nebenwirkungen informiert?
5. Gelten tier- und naturschutzrechtliche Anforderungen?
6. Wie ist die Rechtslage für den Verbleib der Egel nach der Behandlung?

[1] Synonyme Verwendung: Drug = USA , Medicinal Product = EU

14.1 Wie sind Blutegel arzneimittel- und medizinrechtlich eingestuft?

14.1.1 Zusammenfassender Vergleich des Arzneimittel- und Medizinprodukterechts in den USA und in der EU

USA

In den USA wurde bereits 1906 in dem „Pure Food and Drug Act", auch als Wiley Act bekannt, eine bundeseinheitliche Gesetzgebung auf dem Lebensmittel- und Arzneimittelsektor geschaffen. 1938 wurde der Wiley Act aufgehoben und durch den bis heute gültigen „Federal Food and Cosmetic Act", auch „Copeland Act" genannt, ersetzt und wesentlich ergänzt [1]. Der Federal Food and Cosmetic Act wurde zwischenzeitlich novelliert. Vorgenanntes Gesetz umfasst neben den rechtlichen Anforderungen an Lebensmittel und Kosmetik auch die Anforderungen an Arzneimittel und Medizinprodukte. Der Nachweis der Qualität, Wirksamkeit und Sicherheit von Arzneimitteln und Medizinprodukten ist heute sowohl in den USA als auch in der EU durch vergleichbar hochwertige Zulassungsverfahren vor Inverkehrbringen der Arzneimittel gesetzlich geregelt.

EU

Die Vereinheitlichung des Arzneimittelrechts in der EU wurde mit der Richtlinie 65/65 EWG im Jahre 1965 eingeleitet [2]. In wesentlichen Aspekten wurde das Arzneimittelrecht in der EU durch verschiedene weitere Richtlinien weitgehend harmonisiert. Richtlinien der EU sind inhaltlich durch die nationale Gesetzgebung der Mitgliedsstaaten umzusetzen. Weitergehende Anforderungen in den Mitgliedsstaaten sind möglich, soweit sie den freien Warenverkehr nicht behindern und EU-verfassungskonform sind. Anders als in den USA bestehen in Mitgliedstaaten der EU daher weiterhin nationale Regelungen zum Arzneimittel- und Medizinprodukterecht, die aber in den wesentlichen Inhalten vergleichbar sind. Das System des Arzneimittelrechts in der EU weist eine dreigliedrige Struktur auf:

1. Regelungsbereiche, die EU-weit gelten und durch die EU vollzogen und überwacht werden;
2. Regelungsbereiche, die national gelten und national überwacht werden, durch gegenseitige Anerkennung aber in mehreren EU-Mitgliedstaaten vereinheitlicht sind;
3. Regelungsbereiche, die ausschließlich national gelten und national überwacht werden.

Die dreigliedrige Struktur spiegelt sich auch im Rahmen der Zulassungsalternativen in der EU wider. Neben einer Zulassung für bestimmte Arzneimittel durch die EU (zentrales Zulassungsverfahren) ist auch eine nationale Zulassung (dezentrale Zulassung) für viele Arzneimittel in den Mitgliedstaaten möglich, die durch ein gegenseitiges Anerkennungverfahren auf das Inverkehrbringen des Arzneimittels in weiteren EU-Mitgliedstaaten ausgedehnt werden kann. Im Gegensatz zu den USA sind die Regelungen für Arzneimittel [2] und Medizinprodukte [4] in der EU in getrennten Rechtsnormen erfasst.

14.1.2 Die aktuelle Situation der arzneimittel- und medizinrechtlichen Einstufung der medizinischen Blutegel in den USA und der EU

USA

Im Jahre 2004 wurden medizinische Blutegel von der Food and Drug Administration (FDA) als „unterstützende Maßnahme bei der Gewebetransplantation anerkannt, wenn eine Stauungsproblematik die Heilung beeinträchtigt oder wenn die Stauungsproblematik durch eine prolongierte lokale Blutung beseitigt werden soll" (aus Abschnitt 510k des US-Gesetzes über Lebensmittel, Medikamente und Kosmetik [FDCA] zu medizinischen Blutegeln als medizinisches Hilfsmittel [Medizinprodukt]). Die Entscheidung zur Einstufung medizinischer Blutegel als medizinische Hilfsmittel basiert auf dem Einsatz der Egel vor 1976, auf der klinischen Erfahrung, dem Herstellungsprozess und dem früheren klinischen Nutzen. Eine französische Blutegelzucht (Ricarimpex SAS) erhielt hierdurch die Möglichkeit, Blutegel in den USA durch Versanddienste an lizensierte Abnehmer wie Human- oder Veterinärmediziner zu vertreiben, gemäß § 801.109 des Code of Federal Regulations.

Der Einsatz medizinischer Blutegel in der Forschung, Ausbildung oder zur Verwendung der Blutegelsaliva (z. B. in Kosmetika) ist nicht von der FDA geregelt. Blutegel können von in den USA ansässigen wissenschaftlichen oder medizinischen Firmen wie z. B. Leeches USA bezogen werden. Da es sich bei Hirudo medicinalis um eine gefährdete Art handelt, fällt der Import unter die Aufsicht sowohl der US-Zollbehörde als auch der US Fish & Wildlife Services.

EU (am Beispiel Deutschland)

Bis zum Jahre 2004 wurden medizinische Blutegel nicht mit allen rechtlichen Konsequenzen als Arzneimittel eingestuft. In Deutschland wurde der Vertrieb medizinischer Blutegel aber bereits durch die Arzneimittelbehörden überwacht. Die eindeutige Einstufung der medizinischen Blutegel als Arzneimittel erfolgte durch die deutschen Arzneimittelbehörden im Rahmen der Umsetzung der 12. Novelle des Arzneimittelgesetzes (AMG) vom 30. Juli 2004 [5] im Verwaltungsvollzug. Die Definition des AMG, die auch Blutegel zur medizinischen Anwendung in den Arzneimittelbegriff einschließt (§ 2 Abs.1), lautet: „Arzneimittel sind Stoffe und Zubereitungen aus Stoffen, die dazu bestimmt sind, durch Anwendung am ... menschlichen ... Körper ... Krankheiten, Leiden, Körperschäden oder krankhafte Beschwerden zu heilen, zu lindern, zu verhüten..." § 3 Nr. 3 AMG schließt in den Stoffbegriff auch „... Tierkörper lebender Tiere ..." ein. Hirudo medicinalis wird aber durch die Rechtsfolgen des AMG nicht unmittelbar in der Natur zum „Arzneimittel". Die Beantwortung der Frage, ob ein Stoff oder eine Zubereitung aus Stoffen ein Arzneimittel ist, kommt auf die Zweckbestimmung an (§ 2 Abs.1 AMG). Der Arzneimittelbegriff ist unmittelbar mit dem gewollten „Inverkehrbringen" der Wirkstoffe bzw. Arzneimittel verbunden. Die dem AMG unterfallenden Arzneimittel dürfen nur von einem Arzneimittelbetrieb mit entsprechender Herstellungserlaubnis (§ 13 AMG) in Verkehr gebracht werden bzw. durch einen Arzneimittelhandel mit Großhandelserlaubnis (§ 52a AMG) vertrieben und durch die Apotheke abgegeben werden. Damit beginnt für den Therapeuten die erste wichtige Frage zur Haftungsverantwortung gegenüber dem Patienten. Es ist zu prüfen, ob die einzusetzenden Blutegel für die medizinische Behandlung von einem Arzneimittelherstellungsbetrieb mit gültiger „Erlaubnis zur Herstellung tierischer Wirkstoffe und Humanarzneimittel nach § 13 AMG" hergestellt wurden. Die Herkunft der Blutegel aus anderen Quellen, z. B. eine Entnahme der medizinischen Blutegel aus der Natur (ohne behördliche Genehmigung) und die Anwendung dieser Egel zu medizinischen Zwecken am Patienten verstößt sowohl gegen naturschutzrechtliche bzw. artenschutzrechtliche Bestimmungen (s. Pkt. 14.5) als auch gegen das AMG (z. B. § 9).

Mit dem Inkrafttreten der 14. Novelle des AMG am 6. September 2005 [3] wurden Blutegel zur medizinischen Anwendung durch eine Definitionsänderung im AMG in die Zulassungspflicht einbezogen. Um die Gesetzesänderung inhaltlich umsetzen zu

können, wurde in § 141 eine Übergangsfrist für die Anmeldung zur Zulassung bis zum 1.9.2008 festgesetzt. Eine arzneimittelrechtliche Zulassung für medizinische Blutegel nach den Standards des vorgenannten Zulassungsverfahrens ist nur unter Berücksichtigung ihrer spezifischen Eigenschaften als „lebende Arzneimittel" möglich.

Sollten Nebenwirkungen bei der Behandlung auftreten, ist der Hersteller von Arzneimitteln verpflichtet, die Nebenwirkungen zur erfassen, zu bewerten, ggf. dem Bundesamt für Arzneimittelüberwachung zu melden (verpflichtend für zugelassene Arzneimittel) und über die potenziellen Nebenwirkungen mit der Packungsbeilage Therapeuten und Patienten über neue Entwicklungen zu informieren (§ 63b AMG). Dies gilt in Deutschland bereits aktuell auch für medizinische Blutegel vor der Zulassung. Zur Umsetzung dieser gesetzlichen Anforderung ist der Arzneimittelhersteller auf die Information über Nebenwirkungen durch den Therapeuten angewiesen. Dieser ist hierzu gesetzlich nicht verpflichtet (deutsches Recht), sollte aber dieses auf den Patientenschutz ausgerichtete Verfahren im Rahmen seiner Therapeutenverantwortung aktiv unterstützen.

14.1.3 Warum wurden medizinische Blutegel in den USA und der EU arzneimittelrechtlich unterschiedlich eingestuft?

Die jeweiligen Definitionen für „Medical Device" und „Drug/Medicinal Product" in den USA und in der EU geben keinen direkten Aufschluss für die abweichende arzneimittelrechtliche Einstufung der medizinischen Blutegel. Einen Erklärungsansatz könnte eine unterschiedliche Betrachtungsweise der vielfältigen Wirkungsfunktionen der Blutegel durch die Arzneimittelbehörden in den USA und in der EU bieten. Die isoliert betrachtete Saug- bzw. Ausleitungsfunktion des medizinischen Blutegels legt die Einstufung als Medical Device, wie in den USA erfolgt, zunächst nahe. Die medizinischen Funktionen der Wirkstoffe hingegen sprechen für die Einstufung der medizinischen Blutegel als Medicinal Product, wie es in in der EU erfolgt ist. Aufgrund des zunehmenden Interesses an der Blutegeltherapie und seines Potenzials als wirkungsvolles Naturheilverfahren wäre eine internationale Angleichung der Betrachtungsweisen in den nächsten Jahren wünschenswert.

14.2 Welche fachlichen Voraussetzungen benötigt der Therapeut, um eine Blutegelbehandlung durchführen?

Grundsätzlich besitzen Ärzte und Heilpraktiker (deutsches Recht) die berufliche Voraussetzung und Erlaubnis, bei Vorliegen einer entsprechenden Indikation eine Blutegelbehandlung am Patienten durchzuführen, wenn der Patient dieser zustimmt. Blutegelbehandlungen sind bislang kein Bestandteil der staatlichen Ausbildungsverordnung für Ärzte. Eine staatliche Ausbildungsverordnung für Heilpraktiker wurde bislang nicht geschaffen (deutsches Recht). Die Ausbildung der Heilpraktiker zur Anwendung der Blutegeltherapie steht somit im Ermessen der jeweiligen Ausbildungsschule. Wurde die Blutegeltherapie nicht umfassend und nachweisbar in der Ausbildung gelehrt, ist Ärzten und Heilpraktikern unter dem Gesichtspunkt der Haftung für Berufsverschulden dringend anzuraten, vor der ersten Blutegeltherapie eine qualifizierte Fortbildung zur Blutegelbehandlung zu besuchen, damit die notwendigen Fähigkeiten im Rechtsfall nachgewiesen werden können.

Neben den beiden vorgenannten Berufsgruppen sind oftmals auch Physiotherapeuten am Einsatz von Blutegeln zur Unterstützung ihrer therapeutischen Arbeit interessiert. Da Physiotherapeuten aber keine invasiven Eingriffe am Patienten durchführen dürfen, würden sie sich bei Durchführung einer Blutegelbehandlung in unkalkulierbare Rechtsfolgen begeben (deutsches Recht). Gemäß § 5 Heilpraktikergesetz (HPG) [6] wird mit Freiheitsstrafe bis zu einem Jahr oder Geldstrafe bestraft, wer die Heilkunde ausübt, ohne eine Erlaubnis nach § 1 HPG zu besitzen (deutsches Recht).

14.3 Hat der Therapeut ausreichend über potenzielle Risiken/Nebenwirkungen informiert?

Die Behandlung mit Blutegeln birgt Risiken/Nebenwirkungen, die den Therapeuten verpflichten, seinen Patienten im Vorfeld einer Behandlung umfassend hierüber zu informieren. Über allgemeine Risiken/Nebenwirkungen der Blutegeltherapie (allergische Reaktionen, Sekundär- und ggf. Primärentzündungen, Infektionen, Narbenbildung) muss vor jeder Blutegelbehandlung aufgeklärt werden. Über spezifische Risiken/Nebenwirkungen, wie besonders kritische Ansatzstellen im Gesichts- oder Halsbereich des Patienten, ist einzelfallbezogen aufzuklären. Es ist unbedingt die eindeutige schriftliche Zustimmung des Patienten zur vorgeschlagenen Therapie unter dem Aspekt der potenziellen Risiken/Nebenwirkungen einzuholen (s. a. Merkblatt für Patienten im Anhang).

14.4 Ist der Patient über die Erscheinungsformen potenzieller Nebenwirkungen informiert?

Neben der Erläuterung der potenziellen Nebenwirkungen muss der Patient auch über das erforderliche Verhalten aufgeklärt werden, für den Fall, dass Nebenwirkungen auftreten! Der behandelnde Therapeut muss unbedingt für den Patienten erreichbar sein, um mögliche Nebenwirkungen zeitnah diagnostizieren und behandeln zu können. In sehr seltenen Fällen können starke Nebenwirkungen auftreten, die verschreibungspflichtige Medikamente erforderlich machen. Diese dürfen nur von Ärzten rezeptiert werden. Ist in diesem Fall der Blutegeltherapeut ein Heilpraktiker, muss er daher umgehend einen Arzt entsprechend informieren und in die Behandlung mit einbeziehen.

14.5 Gelten tier- und naturschutzrechtliche Anforderungen?

Blutegel zur medizinischen Anwendung sind Medizinprodukte (USA) bzw. Arzneimittel (EU). Tierschutzrechtliche Bestimmungen treten damit in den Hintergrund, sollten aber aus Sicht der Autoren nicht grundsätzlich vernachlässigt werden – soweit sie nicht gegen Naturschutz-, Hygiene- und seuchenrechtliche Bestimmungen verstoßen. Das Aussetzen der Blutegel in die Natur verletzt arzneimittel-, naturschutz- und entsorgungsrechtliche Bestimmungen (deutsches Recht).

14.6 Wie ist die Rechtslage für den Verbleib der Egel nach der Behandlung?

Im Rahmen der Einführung des Qualitätssicherungssystems für medizinische Blutegel zur humantherapeutischen Anwendung durch das Bundesinstitut für Arzneimittel und Medizinprodukte (BfArM) im Oktober 2006 wurde die Rücknahme gebrauchter Blutegel in den „Rentnerteich“ untersagt. Das Risiko, dass potenziell infiziertes menschliches Blut in den Naturkreislauf gelangen könnte, ist für die Behörden unter arzneimittelrechtlichen Vorsorgegesichtspunkten nicht hinnehmbar. In der Konsequenz (vgl. Kap. 14.5) hat der Therapeut kaum eine andere Alternative, als die gebrauchten Blutegel zu töten. Die Aufbewahrung in gesonderten Gläsern oder in Aquarien ist bei Einhaltung der Sicherheitsmaßnahmen nicht verboten (Egel kann nicht entweichen und Menschen und Tiere kommen nicht in Kontakt mit dem Blutegel). Die Aufnahmefähigkeit entsprechender Systeme ist jedoch eng begrenzt und bietet Blutegeltherapeuten i.d.R. keine längerfristige Perspektive des Tierschutzes. Die gebrauchten Egel auf Wunsch des Patientien diesem zur Aufbewahrung mit nach Hause zu geben, bedeutet ein hohes persönliches Risiko für den Therapeuten. Sollten durch diese Blutegel andere zu Schaden kommen, könnte der Therapeut belangt werden, da er gebrauchte „Arzneimittel“ mit potenziellem Infektionsrisiko nicht der sicheren und ordungsgemäßen Entsorgung zugeführt hat.

Zur sicheren und ordnungsgemäßen Entsorgung ist wie folgt zu verfahren:

Töten der Blutegel durch Einfrieren bei mindestens −18 °C über 12 Stunden oder in Spiritus legen. Beim Umgang mit den gebrauchten Blutegeln sind die Anforderungen der Technischen Regeln für Biologische Arbeitsstoffe (TRBA) in Verbindung mit der Verordnung über Sicherheit und Gesundheitsschutz bei Tätigkeiten mit biologischen Arbeitsstoffen (Biostoffverordnung) zu beachten. Die TRBA sind im Internet unter www.baua.de veröffentlicht. Die Entsorgung sollte möglichst unter Verwendung des Abfallschlüssels 18 01 02 „Organe und Blutprodukte" erfolgen. Verfügt der Therapeut nicht über eine entsprechende Gewerbeabfallentsorgung, kann ggf. die Entsorgung über den Restmüll in flüssigkeitsdichten, bruchsicheren Behältnissen mit der Aufschrift „Abfall aus der humanmedizinischen Versorgung" erfolgen. Landes- und kommunalspezifische Entsorgungsregelungen sind hierbei zu beachten. Spezifische Entsorgungsanforderungen sind beim zuständigen Entsorgungsträger zu erfragen.

Literatur

[1] Spalcke J: Arzneimittelzulassungsverfahren in der Europäischen Union und den Vereinigten Staaaten von Amerika. Europäischer Verlag der Wissenschaften Peter Lang; 2004.

[2] Richtlinie 65/65/EWG des Rates vom 26. Januar 1965 zur Angleichung der Rechts- und Verwaltungsvorschriften über Arzneimittel (ABl. L Nr. 22 vom 9. 2. 1965, S. 369).

[3] Vierzehntes Gesetz zur Änderung des Arzneimittelgesetzes vom 29. August 2005 (BGBl. I S 2570).

[4] Richtlinie 93/42/EWG des Rates vom 14. Juni 1993 über Medizinprodukte (ABl. L 169 vom 12.7.1993, S. 1)

[5] Zwölftes Gesetz zur Änderung des Arzneimittelgesetzes vom 30. Juli 2004 (BGBl. I S. 2031).

[6] Heilpraktikergesetz in der im Bundesgesetzblatt Teil III, Gliederungsnummer 2122-2, veröffentlichten bereinigten Fassung, zuletzt geändert durch Artikel 15 des Gesetzes vom 23. Oktober 2001 (BGBl. I S. 2702)

[7] Federal Food, Drug, and Cosmetic Act (FDA&C Act), United States Code (U.S.C) Title 21, Chapter 9 as amended through December 31. 2004.

[8] Deutsch E, Spickhoff A: Medizinrecht. 5. Aufl. Berlin, Heidelberg, New York: Springer; 2003.

[9] Rehmann WA: Arzneimittelgesetz (AMG). Kommentar. 2. Aufl. München: C.H. Beck; 2003.

Anhang

Checkliste: Materialien für eine Blutegeltherapie

- Frische, ungebrauchte, gut gereinigte Blutegel (mindestens 24 Stunden zuvor angeliefert)
- Kleines, mit etwas Wasser gefülltes, verschliessbares Behältnis für vollgesogene benutzte Egel
- Wasserdichte Unterlage, Handtücher
- Hochsaugfähige Flieswindel(n)
- Kompressen, Rollbinden
- Pflasterband (Leukosilk)
- Warmes und kaltes Wasser
- Schere, Einmalrasierer
- Einweghandschuhe
- Kleiner Schröpfkopf oder abgeschnittene Einwegspritze
- Blutdruckmessgerät
- Allergiemedikation, Injektionsbesteck, Lanzette

Checkliste: Behandlungsablauf

- Patienten vollständig über Behandlung informieren, Kontraindikationen nochmals prüfen und schriftliche Einverständniserklärung einholen
- Patienten vorher zur Toilette schicken
- Zu behandelnde Stelle freimachen, Patient lagern, wasserdichte Unterlage unterlegen
- Anlagepunkte überprüfen und lokalisieren, Zielpunkte ggf. durch Abkleben des Anlagerands mit Pflaster eingrenzen
- Für ruhige Atmosphäre und ggf. dunklen Raum/ sparsame Beleuchtung sorgen
- Geeignete Blutegel auswählen und nativ mit Hilfe von Schröpfglas/ Spritze anlegen
- Wenn kein spontaner Biss nach 5 Min.: Anfeuchten und Anwärmen der Haut (warmes Bad, Tücher)
- Wenn weiter kein Biss, Haut mit Lanzette anritzen bzw. mit Kanüle anritzen
- Patienten kontinuierlich bis zum spontanen Abfallen der Egel überwachen oder Klingel geben, Gefäß zum Aufbewahren und Gaze bereitstellen
- Wunde/n noch spontan 15–30 Minuten bluten lassen, danach dick-wattierten Verband ohne ganz festen Druck anlegen
- Patienten nochmals über Nachblutung informieren, telefonische Erreichbarkeit sicherstellen

Ausbildungsmöglichkeiten

Regelmäßige Fortbildungsseminare (Grund- und Aufbaukurse) finden jeweils eintägig mehrmals im Jahr in der Biebertaler Blutegelzucht statt.

Zertifikat.

Zielgruppe: Ärzte aller Fachrichtungen, Heilpraktiker und Assistenzpersonal

Anmeldung und Informationen bei:

BBEZ gGmbH
Biebertaler Blutegelzucht
Talweg 31
35444 Biebertal
Tel.: 06409-66140-0
Fax: 06409-66140-75
E-Mail: blutegel@blutegel.de

Schmerzprotokoll zur Dokumentation des Behandlungserfolges bei Blutegeltherapie

Praxisanschrift

Telefon

Mobilnummer

Patientenname: .... Vorname: ....

Veränderung der Kniebeschwerden nach einer Blutegeltherapie

1. Nach wie viel Stunden bzw. Tagen haben Sie eine erste Besserung Ihrer Knieschmerzen/Beschwerden festgestellt?

   ....

2. Veränderung der Kniebeschwerden im Verlauf von mehreren Tagen:

Bitte beginnen Sie vor der Blutegeltherapie mit den Einträgen. Markieren Sie jeweils täglich (abends) über die folgenden Tage eine Zahl, die Ihrer aktuellen Beschwerdestärke am ehesten entspricht (0 = Beschwerdefreiheit, 10 = stärkster Schmerz)

Vor der Blutegeltherapie:
Tag –3/Datum

beschwerdefrei										stärkste vorstellbare Beschwerde
0	1	2	3	4	5	6	7	8	9	10

Tag –2/Datum

0 1 2 3 4 5 6 7 8 9 10

Tag –1/Datum

0 1 2 3 4 5 6 7 8 9 10

Blutegelanlage: Datum ....

0 1 2 3 4 5 6 7 8 9 10

Nach der Blutegeltherapie:
Tag/Datum

be- schwerde- frei										stärkste vorstellbare Beschwerde
0	1	2	3	4	5	6	7	8	9	10

Tag/Datum

0 1 2 3 4 5 6 7 8 9 10

Tag/Datum

0 1 2 3 4 5 6 7 8 9 10

Tag/Datum

0 1 2 3 4 5 6 7 8 9 10

Tag/Datum

0 1 2 3 4 5 6 7 8 9 10

Tag/Datum

0 1 2 3 4 5 6 7 8 9 10

Tag/Datum

0 1 2 3 4 5 6 7 8 9 10

Patienteninformation und Einverständniserklärung

Sehr geehrte Patientin, sehr geehrter Patient,

bei Ihnen ist eine Blutegelbehandlung geplant. Bei dieser können gelegentlich Nebenwirkungen auftreten. Sie sind in der Regel harmlos und vorübergehend.

Folgende Nebenwirkungen können auftreten:

Häufig:

- leichter Schmerz während der Behandlung
- Blutung (verlängerte Nachblutung)
- juckende Hautrötungen um die Bissstellen (allergieähnlich)

Selten:

- Infektion (Hautinfektion)
- vorübergehende Lymphknotenschwellungen
- Pigmentstörungen, Vernarbungen an der Bissstelle
- vereinzelt vorübergehende Anschwellung des behandelten Körperteils, Arm oder Bein

Falls Nebenwirkungen auftreten sollten, werden ggf. Gegenmaßnahmen erforderlich (z. B. bei Blutungen: Kompressionsverband, bei Infektion: Antibiotikum, bei Allergien: Antiallergika)

Falls Nebenwirkungen auftreten sollten, bitten wir um Rückmeldung und gegebenenfalls Wiedervorstellung in unserer Praxis/Klinik.

Blutegelbehandlungen dürfen nicht durchgeführt werden bei (Kontraindikationen):

- Blutgerinnungsstörungen durch Medikamente (z. B. durch Marcumar)
- Blutern (Hämophile), hämatologische Erkrankungen
- akute Magengeschwüren und erosiver Gastritis
- Blutarmut
- Immunschwäche (Aids, Chemotherapie,...)
- schweren chronischen Erkrankungen (fortgeschrittene Krebserkrankungen, Dialyse u. a.)
- bekannten ausgeprägten Wundheilungsstörungen (z. B. bei schlecht eingestelltem Diabetes mellitus, erheblichem Übergewicht, Cortison-Dauertherapie)
- bekannten Allergien gegen Blutegel-Inhaltsstoffe
- Neigung zu Keloidbildung, überschießender Narbenbildung

Nachbehandlung

Am Folgetag ist eine Vorstellung zum Verbandswechsel aus therapeutischer Sicht zu empfehlen.

Nach 3 bis 7 Tagen oder vorherigen Komplikationen ist eine Wiedervorstellung erforderlich.

Einverständniserklärung

Ich bin mit der bei mir geplanten Blutegel-Behandlung und Nachbehandlung einverstanden.

Über die möglichen Nebenwirkungen bin ich von Frau/Herrn

....

aufgeklärt worden. Bei mir sind keine der o.g. Kontraindikationen bekannt.

Ich habe keine weiteren Fragen.

Ort, Datum

Unterschrift Patient

Ort, Datum

Unterschrift Arzt

Vorinformationen zur Blutegeltherapie

Sehr geehrte/r Frau/Herr .... ,

Sie haben am .... um .... Uhr einen Termin zur Blutegeltherapie. Wir möchten Ihnen vorab einige Informationen zukommen lassen.

Einen Tag vor und am Tag der Behandlung sollten Sie keine parfümierte Creme, kein Duschgel oder medizinische Salbe und Öl verwenden.

Falls Sie blutverdünnende Medikamente einnehmen, ist es dringend erforderlich, uns vorab darüber in Kenntnis zu setzen.

Bitte planen Sie für den zeitlichen Ablauf ca. zwei bis drei Stunden Zeit ein. Am Tag der Behandlung sollten Sie die behandelte Extremität möglichst schonen und erhöht lagern.

Die behandelte Extremität sollte mindestens noch zwei weitere Tage häufiger hochgelagert werden.

Am Folgetag ist eine Vorstellung zum Verbandswechsel sowie nach 3–7 Tagen eine Nachuntersuchung zu empfehlen.

Nach Abschluss der Behandlung bekommen Sie einen dick wattierten Saugverband, der Sie eventuell in der Bewegung einschränkt. Wir raten Ihnen dazu, weite Kleidung, ggf. weite (offene) Schuhe zu tragen.

Es ist ratsam, nicht selber mit dem PKW zu fahren.

Die Kosten der Behandlung werden von den gesetzlichen Krankenkassen in der Regel nicht getragen.

Sollten Sie noch Fragen haben, können Sie sich telefonisch zu den angegebenen Öffnungszeiten unter der Tel.-Nummer .... an uns wenden.

Mit freundlichen Grüßen

Behandlungsverlauf Blutegel

Informationen für Patienten und den weiter behandelnden Arzt

Sehr geehrte Patientin, sehr geehrter Patient,

bei Ihnen wurde die Indikation zu einer Behandlung mit „Blutegeln" gestellt. Über eventuelle Nebenwirkungen und Kontraindikationen wurden Sie von Ihrem behandelnden Arzt bereits aufgeklärt. Nun wollen wir Sie und Ihren nachbehandelnden Arzt über den weiteren Verlauf der Behandlung informieren:

Nach Anlage der Blutegel über der ausgewählten Region wird ein dick wattierter („Druck-Saug-Verband") angelegt und bis zum nächsten Tag belassen. Bitte schonen Sie sich am Tag der Blutegeltherapie und lagern Sie die behandelte Extremität möglichst erhöht.

Sollte es zu einer stärkeren Nachblutung kommen, geben wir Ihnen zusätzliches Verbandsmaterial mit, welches Sie im Bedarfsfall über den bereits bestehenden Verband anwickeln können. Falls diese Maßnahme nicht ausreicht, oder falls andere Nebenwirkungen auftreten, die Ihnen Sorge bereiten, können Sie sich während der Sprechzeiten im Institut/Praxis oder während der restlichen Zeit unter der Telefonnummer .... melden.

Am nächsten Tag erfolgt ein Verbandswechsel, dieser sollte nach Möglichkeit in unserem Institut/Praxis durchgeführt werden.

In machen Fällen kann es zu einer juckenden Rötung um die Bissstellen kommen. Dies ist in der Regel nicht bedrohlich und vermutlich Teil der Wirkung. Diese Symptome lassen sich meist mit einfachen Mitteln (z. B. Quarkauflagen, Kälteauflagen, Homöopathie (z. B. Hirudo comp. Globuli), Salbe gegen Insektenstiche (z. B. Fenistil®, Combuduron® Gel, etc.) gut behandeln. Sollte es zu schwerer wiegenderen Erscheinungen (Fieber, Schüttelfrost, Kreislaufprobleme, etc.) kommen, müssen Sie sich umgehend mit uns oder einem anderen Arzt in Verbindung setzen.

Etwa eine Woche nachdem die Behandlung durchgeführt wurde, werden wir uns mit Ihnen in Verbindung setzen um sicherzustellen, dass die Behandlung sachgerecht beendet wurde. Dies dient Ihrer Sicherheit und der Qualitätssicherung unseres Institutes.

Sollten Sie oder Ihr behandelnder Arzt Fragen im Verlauf der Nachbehandlung haben, stehen wir als Ansprechpartner in unserer Ambulanz/Praxis unter der Nummer .... zu den üblichen Sprechzeiten zur Verfügung.

Mit freundlichen Grüßen

Ihr Behandlungsteam

Abbildungsnachweis

Abb. 2.1: aus: Holländer: Die Karikatur und Satire in der Medizin. 2. Aufl. 1921; zit. nach Rotschuh KE: Konzepte der Medizin in Vergangenheit und Gegenwart. Stuttgart: Hippokrates; 1978: 355, Abb. 64.

Abb. 3.1a: Kutschera U: Species concept: leeches versus bacteria. Lauterbornia. 2004; 52: 1-5.

Abb. 3.1b, Abb. 3.4, Abb. 3.6, Abb. 3.8a, Abb. 3.9, Abb 3.10, Abb. 3.11a, Abb. 3.11b: Fotos Dr. Manfred Roth, Biebertal.

Abb. 3.2: aus Storch V, Welsch U: Systematische Zoologie, 6. Aufl. 2003, Abb. 155. Mit freundlicher Genehmigung von Springer Science+Business Media.

Abb. 3.3a: Herter K, Schleip W, Autrum H: Hirudineae. Teil 2. Leipzig; 1939; zit. nach Müller IW: Handbuch der Blutegeltherapie. Heidelberg: Haug; 2000: 13, Abb. 2.

Abb. 3.3b, Abb. 3.3d: Fotos Dr. Carsten Morkel, www.umweltgutachten.com.

Abb. 3.3c, Abb. 3.8b, Abb. 3.8c: Fotos Prof. Dr. Erhard Schulte, Buseck.

Abb. 3.5: Nicholls, van Essen: The Nervous System of the Leech; zit. nach Müller IW: Handbuch der Blutegeltherapie. Heidelberg: Haug; 2000: 15, Abb. 6.

Abb. 3.7: Foto: M. Packer

Abb. 4.1, Abb. 5.1b, Abb. 5.6b und Abb. 6.2: Fotos Prof. Dr. Andreas Michalsen, Berlin

Abb. 5.1a, 5.2, 5.3, 5.5 und 5.7: aus Schünke M et al: Prometheus-LernAtlas der Anatomie. Allgemeine Anatomie und Bewegungssystem. Stuttgart: Thieme; 2005.

Abb. 5.4a und 5.6a: Fotos Ullrich + Company, Renningen.

Abb. 5.4b: Foto Prof. Dr. Gustav Dobos, Essen

Abb. 7.1-7.14: Universitätsklinikum Hamburg-Eppendorf

Indikationsverzeichnis

Stichwortverzeichnis

A

B

C

D

E

I

J

K

L

M

N

O

P

Q

R

S

T